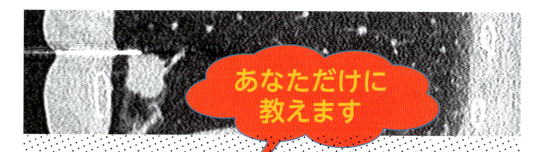

あなただけに教えます

CTガイド下肺生検のコツ

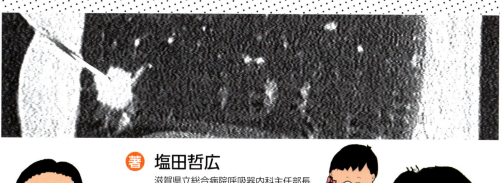

著 塩田哲広
滋賀県立総合病院呼吸器内科主任部長

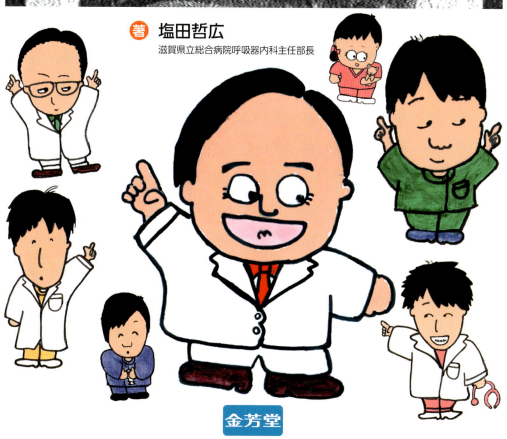

金芳堂

著者紹介

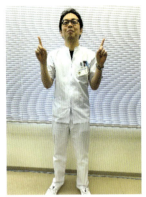
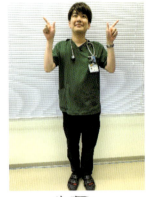
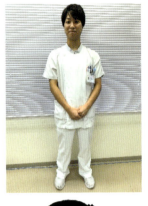
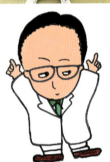
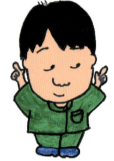
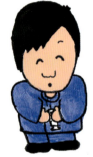

野原　淳　　　　　橋本健太郎　　　　　市川　尚

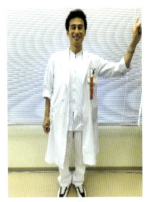
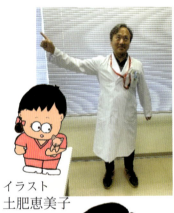
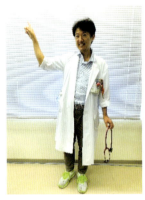

イラスト
土肥恵美子

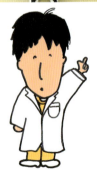
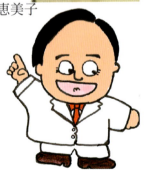
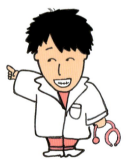

石床　学　　　　　塩田哲広　　　　　渡邉壽規

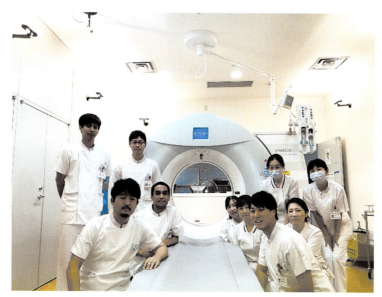

ラジエーションハウス
　金子雅一　北野哲哉　茶谷友輔　市川　尚　中村雅之　中川澄佳　齋藤紗綾佳
　山元好恵　井上久美子　西澤加奈恵　亀井大志　林　拓麿

市川　尚
　診療放射線技師としてCT，IVR業務に従事し，その傍らで放射線計測・防護に関する研究を行っています．野球をこよなく愛する二児の父親でもあり，家庭と仕事の両立を目標に日々奮闘しています．

橋本健太郎
　この病院で呼吸器内科としてスタートし，4年目になりました．頼りになる「親分」と，優しい「兄貴」3人に，仕事のすべてを教えてもらいました．毎日「切り込み隊長」として頑張っています．

野原　淳
　元気があれば何でもできる．この道を行けばどうなるものか，危ぶむなかれ．危ぶめば道はなし．踏み出せばその一足が道となる．迷わず行けよ．行けばわかる．の精神で頑張りたいです．

石床　学
　CTガイド下生検だけでなく局所麻酔下胸腔鏡検査などもたくさん行っています．興味のある方は，是非，滋賀へ．

渡邉壽規
　過去にバレーボール関連の書籍と指導DVDで，いずれも売り上げランキング1位を獲得．今回，本職の医学関連の書籍でも売り上げランキング1位を目指します！

まえがき

　皆さんはCTガイド下肺生検というとどんなイメージをいだかれるでしょうか？　難しいなあ！　合併症が怖いなあ！　気胸を起こしたらどうしよう？　空気塞栓も怖いしなあ？　といった声をよく耳にします。

　『**気管支鏡検査よりもCTガイド下肺生検の方が100倍楽や**』というのが気管支鏡検査とCTガイド下肺生検の両方の検査を当院で受けた患者さんが皆さんおっしゃることです。当院では肺野病変に対してまずナビゲーションシステムで病変にいく気管支を同定しますが，気管支鏡検査の時にラジアルエコーで病変が描出されなければ生検は施行せず同じ日にCTガイド下肺生検を施行します。その患者さんの感想が先ほどの言葉です。当院で施行しているCTガイド下肺生検は年間に約120件ほどですが，ヘパリン置換が必要な患者さん以外は基本的に外来で施行しています。確か2004年頃に施行された肺生検研究会に全国から参加していた200ぐらいの施設のアンケートでは外来で施行していると回答したのは私を含めて2施設だけだったと記憶しています。この検査がさらに普及するには外来で安全に施行出来ることが重要なポイントであると私は考えています。私達の施設には検査だけの紹介が沢山あります。この検査がもっと多くの施設で普及して欲しい。そんな思いからこの本を書きました。

　この本は基礎編でCTガイド下肺生検を施行する時に用いている基本的なテクニックを解説しています。そして上級編では少し難しい中枢病変の穿刺方法や人工気胸を併用したユニークな合併症予防策などを記載しました。合併症のところでは，気胸の外来治療の方法や空気塞栓について解説しています。私達の方法を用いればCT透視がなくても病変の局在，大きさに関係なく98％の確率で病変に命中させることができます。また入院を要するような合併症もなく外来で検査が可能です。この本には私達のノウハウのすべてが入っています。CTガイド下肺生検をすでに施行している人，これからやってみようと思っている人など初心者から上級者に至るまですべての人の参考になればこれ以上の喜びはありません。

　この本の中には記載していませんが，CTインターベンションを施行する際にはCT検査室内のモニターは必須です。実は私が当院に赴任した5年前には室内モニターがありませんでした。それでは出来ないだろうと放射線診断科　**南　俊介**先生

のご配慮で室内モニターを設置していただきました．それ以来当院の**ラジエーションハウス**の方々には様々な面でバックアップしていただいています．ガントリーの位置，FOV の決め方，MPR 画像の作製だけでなく，検査時の線量を抑えたり放射線防護眼鏡の使用も**ラジエーションハウス**の面々からの提案でした．皆さんのご協力に心から感謝申し上げます．今回は**市川　尚**さんに代表として放射線防護の項目を担当していただきました．

　またいつも病理検体の処理をしていただいている病理部の皆さん，今回の病理組織写真を快く提供していただきました**新宅雅幸先生**，**山本喜啓先生**に深謝申し上げます．CT ガイド下心囊ドレナージの症例を提供していただきました和歌山日赤医療センター呼吸器内科　**寺下　聡先生**ありがとうございました．最後になりましたが，私達スタッフのイラスト作製を担当していただきました**土肥恵美子**さんにも心より御礼申し上げます．いつもながらさすがです．

　　令和元年 10 月 22 日

滋賀県立総合病院　呼吸器内科

塩 田 哲 広

目　次

はじめに …………………………………… 1

基礎編 …………………………………… 3

 1）CTガイド下肺生検に必要な物品と手順 …………………………………… 4
 2）CTガイド下肺生検で使用する生検針とラインナップ …………………… 11
 3）CTガイド下肺生検で使用する生検針の構造（重要）…………………… 13
 4）CTガイド下肺生検で採取される組織 ……………………………………… 14
 5）生検針が押し戻されないように作動ボタンを押す時には脇を締める（重要）… 17
 6）生検針が出る長さを必ず頭にいれて生検すること ……………………… 18
 7）生検針で病変が偏位することがあります ………………………………… 22
 8）生検針は皮膚から病変までの距離+3cm以上の長さのものを選択する…… 23
 9）生検針が病変に入っていることを確認してから生検すること ………… 25
 10）穿刺後のMPR画像はMUSTです ………………………………………… 28
 11）病変の接線方向に外れた場合は針を抜かずに針の角度を変える ……… 30
 12）穿刺経路でほとんど成否が決まる ………………………………………… 32
 13）病変は呼吸性に動くもの（重要）………………………………………… 36

上級編 …………………………………… 45

 1）穿刺経路に迷ったらMPR画像を参考にせよ！…………………………… 46
 2）胸膜腔を利用して肺の損傷をできるだけ抑制しろ！…………………… 49
 3）大血管には接線方向からアプローチしろ！……………………………… 54
 4）人工気胸を起こして肺を守れ！…………………………………………… 56
 5）では応用問題です…………………………………………………………… 59

合併症 …………………………………… 63

 1）医原性気胸の治療は外来で………………………………………………… 64
 2）空気塞栓は息止めをやめて外套を置かなければ防げる………………… 67

実践編 …………………………………… 69

 呼吸性変動の大きい症例 ……………………… 70

 1）71歳，男性，肺腺癌　左下葉　長径14mm ……………………………… 71
 2）73歳，男性，転移性肺癌　耳下腺原発上皮筋上皮癌　左上葉　長径13mm… 74

10mm以下の症例 ……………………… 75
 1）56歳，男性，肺腺癌　右上葉　長径10mm（渡邉壽規）……………… 76
 2）69歳，男性，肺腺癌　左上葉　長径9mm（野原　淳）………………… 77
 3）52歳，女性，肺腺癌　右下葉　長径7mm（橋本健太郎）……………… 78
 4）62歳，女性，転移性肺癌　子宮頸癌　左上葉　長径8mm …………… 80
 5）76歳，男性，小細胞肺癌　左上葉　長径9mm ………………………… 81
 6）62歳，女性，転移性肺癌　肝細胞癌　右下葉　長径8mm …………… 82

中枢の症例 ……………………………… 83
 1）64歳，男性，腺癌　長径11mm（野原　淳）…………………………… 84
 2）79歳，女性，腺癌　右中葉　長径10mm（橋本健太郎）……………… 85
 3）70歳，男性，非小細胞肺癌　右下葉　長径14mm（橋本健太郎）…… 86
 4）76歳，女性，扁平上皮癌　左下葉　長径15mm（橋本健太郎）……… 87

分岐部リンパ節 ………………………… 88
 1）59歳，男性，小細胞癌 …………………………………………………… 89
 2）68歳，女性，乳癌リンパ節転移（人工気胸下）………………………… 90

良性疾患 ………………………………… 92
 1）70歳，女性，軟骨性過誤腫　左下葉　長径9mm ……………………… 93
 2）49歳，女性，軟骨性過誤腫　左下葉　長径19mm（野原　淳）……… 94
 3）72歳，男性，サルコイドーシス　右中葉　長径12mm ……………… 95
 4）64歳，男性，ランゲルハンス細胞組織球症（橋本健太郎）…………… 96
 5）18歳，男性，硬化性血管腫　左上葉　長径15mm（橋本健太郎）…… 98
 6）67歳，男性，肺クリプトコックス症　左上葉空洞陰影（石床　学）…… 100

おまけ …………………………………… 101
 1）63歳，女性，肺腺癌　セカンドバイオプシー（野原　淳）…………… 102
 2）56歳，女性，肺腺癌　セカンドバイオプシー ………………………… 104
 3）39歳，男性，心膜中皮腫（橋本健太郎）………………………………… 106
 4）心嚢ドレナージ（寺下　聡）……………………………………………… 108

被ばくの話（市川　尚）………………… 109
 1）職業被ばくにおける実効線量および等価線量限度 …………………… 110
 2）防護具を用いた術者被ばくの低減 ……………………………………… 110
 3）撮影パラメータによる術者被ばくの低減 ……………………………… 111
 4）診療放射線技師に求められること ……………………………………… 111

はじめに

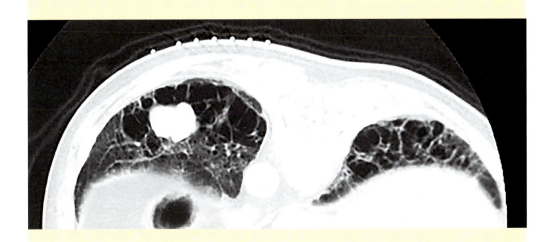

　これはCTガイド下肺生検を施行する際によく使用される皮膚表面におくデバイスです。胸壁などの呼吸性変動のない腫瘍であれば非常に有効なデバイスだと思いますが，肺内の病変は呼吸性に変動します。そして針が肺に到達するまでに，肋骨が立ちはだかるために，大きく軌道修正が必要になってきます。
　穿刺位置なんてそんなに大きな問題ではありません。そこからいかに軌道修正して病変まで誘導できるかが大事なのです。

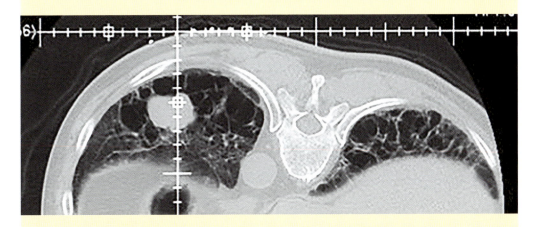

　どんなに綿密に穿刺計画を立てても徒労に終わって，場合によっては生検ができずに終わることも経験されているのではないでしょうか？
　当院での命中率は98％です。それではCTガイド下肺生検のコツをお教えしましょう。きっと皆さんのCTガイド下肺生検の常識が変わることと思います。

基礎編

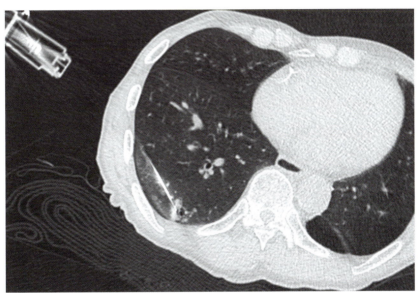

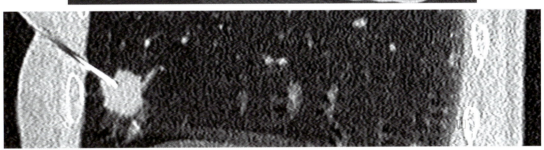

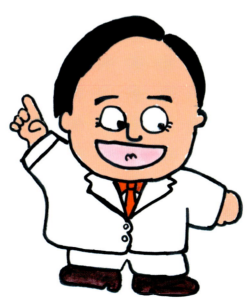

1 CTガイド下肺生検に必要な物品と手順

　CTガイド下肺生検に必要な物品をまとめてみました。中にはなんでそんなものが要るの？って思われるようなものも入っています。その理由はその後の手順で確認してみてください。

　　必要な物品
　　　　マーキング用の18G注射針　1本
　　　　マーキング用の針を皮膚に貼り付けるためのテープ
　　　　30 cm定規　1個
　　　　油性マジック　1本
　　　　消毒
　　　　穴あき清潔シーツ　1枚
　　　　1％キシロカイン10 mL　1本
　　　　20Gの注射針
　　　　生検針
　　　　生検針把持目的の長攝子1本

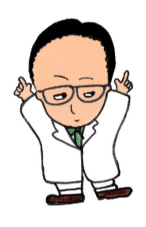

- 手順 1：まず目的とする病変までの穿刺ルートを設定する。
- 手順 2：あらかじめ設定したルート上の皮膚の上に18Gの針をテープで貼り付ける。
- 手順 3：CTを息止めなしで撮影する。
- 手順 4：肋骨の位置、病変の位置などから実際の穿刺ルートを決める。
- 手順 5：18Gの注射針を目印に穿刺する位置を決めて油性マジックでマーキングを行う。
- 手順 6：マーキングを中心に直径10 cmほど皮膚の消毒を行い清潔シートをかける。
- 手順 7：1％キシロカイン10 mLで皮膚から壁側胸膜辺りまで麻酔を行う。
- 手順 8：局所麻酔の針だけをマーキングの上に残してCTを撮影する。
- 手順 9：CTで病変と麻酔の針の位置関係を確認し微調整を行う。
- 手順10：皮膚から病変までの距離を測定して生検針の選択を行う。
- 手順11：生検針を穿刺してCTを撮影して角度や方向を微調整しながら病変まで生検針を誘導する。
- 手順12：CTで病変に命中したと思ったら，MPR画像を撮影して確実に陰影に命中していることを確認する。
- 手順13：生検を行う。
- 手順14：組織採取が確実に行われていることを確認し，CTを撮影して出血，気胸などの合併症の有無を確認する。
- 手順15：合併症がなければそのまま帰宅していただく。

次に具体的に画像を使って手順をお見せします。

手順1　まず目的とする病変までの穿刺ルートを設定します。

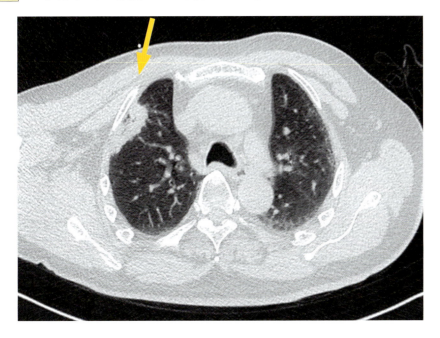

手順2　あらかじめ設定したルート上の皮膚の上に 18G の針をテープで貼り付けます。

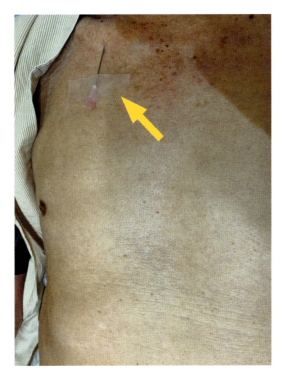

6　基礎編

手順3　CTを息止めなしで撮影します。(これ大事)

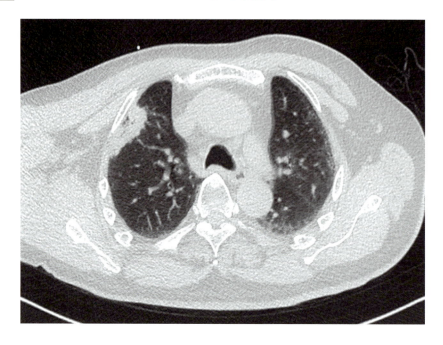

手順4　肋骨の位置，病変の位置などから実際の穿刺ルートを決めます。ここでは針よりもやや内側から穿刺することにしました。

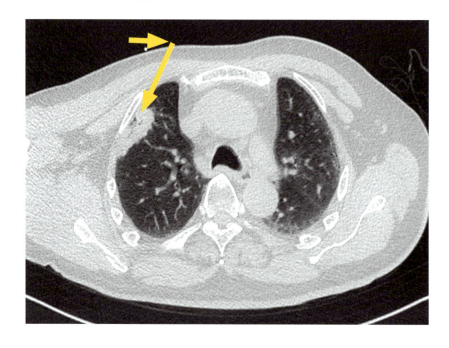

| 手順 5 | 18Gの注射針を目印に穿刺する位置を決めて油性マジックでマーキングを行います。2本線があるのは針の位置と実際に穿刺する部位の位置です。

| 手順 6 | マーキングを中心に直径10cmほど皮膚の消毒を行い清潔シートをかけます。

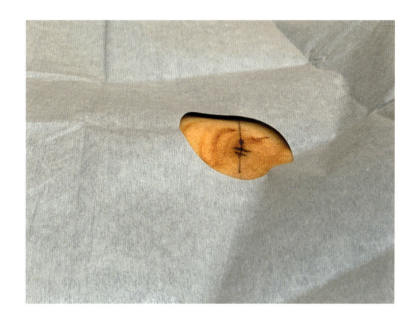

| 手順 7 | 1％キシロカイン10mLで皮膚から壁側胸膜辺りまで麻酔を行います。

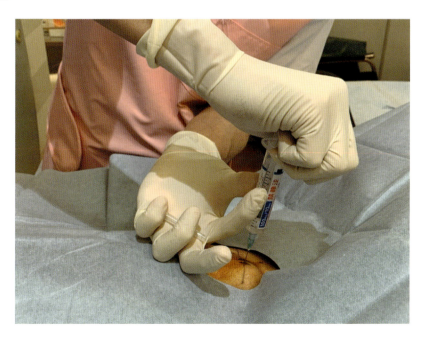

8　基礎編

手順8　局所麻酔の針だけをマーキングの上に残してCTを撮影します。

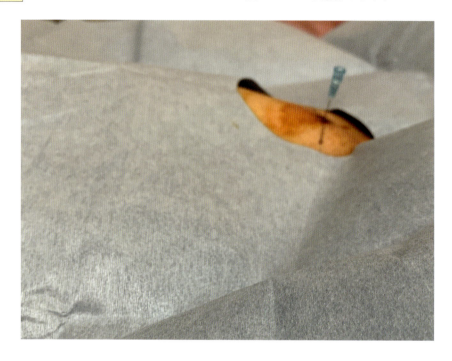

手順9　CTで病変と麻酔の針の位置関係を確認し微調整を行います。

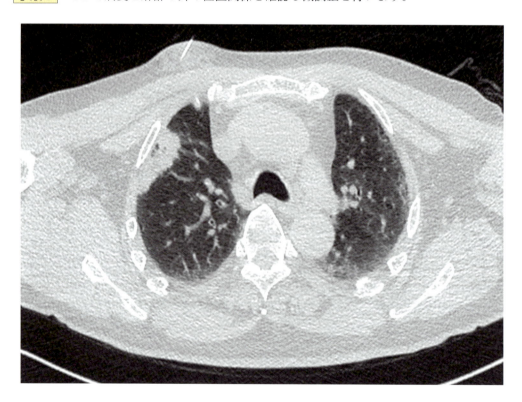

手順 10 皮膚から病変までの距離を測定して生検針の選択を行います。

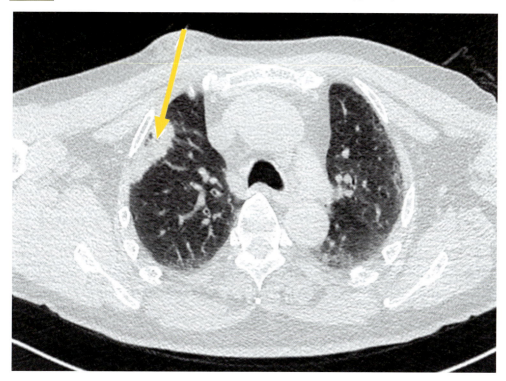

手順 11 生検針を穿刺して CT を撮影して角度や方向を微調整しながら病変まで生検針を誘導します。

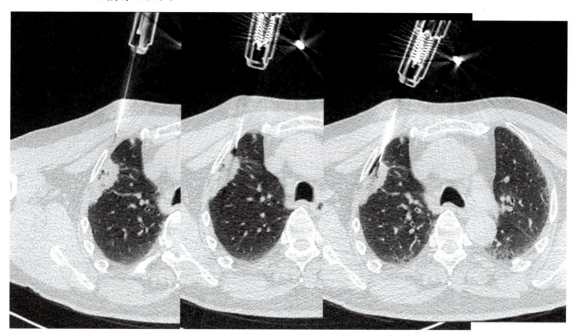

10　基礎編

手順12　CTで病変に命中したと思ったら，MPR画像を撮影して確実に陰影に命中していることを確認します。

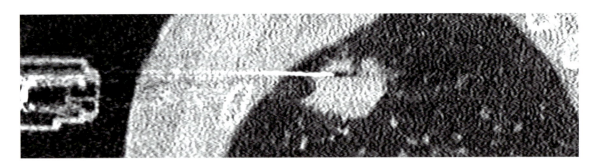

手順13　生検を行います。
手順14　組織採取が確実に行われていることを確認し，CTを撮影して出血，気胸などの合併症の有無を確認します。

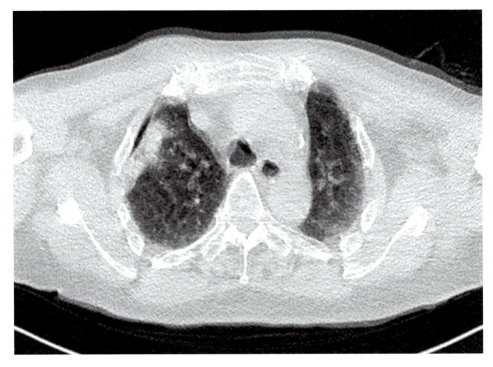

手順15　合併症がなければそのまま帰宅していただきます。

　気胸は20％で発生するが、この症例程度であればドレナージの必要はありません。ドレナージを要するような気胸は1％ほどです。

　ここまでが大まかな手順ですが、最初にスカウト撮影をしてから生検後に合併症確認のCTを撮影するまでに要する時間が15分〜20分ぐらいです。

2 CTガイド下肺生検で使用する生検針とラインナップ

　生検針にはオートとセミオートがありますが，当院ではオートタイプのバードモノプティを用いています。

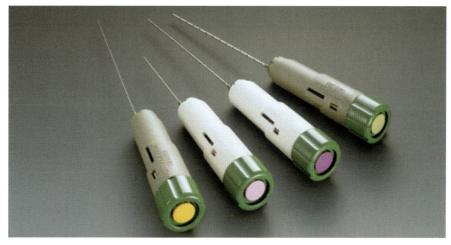

　生検針の大きさは14G，16G，18G，20Gの4種類でそれぞれ作動ボタンの色でグリーン，パープル，ピンク，イエローに識別されています。

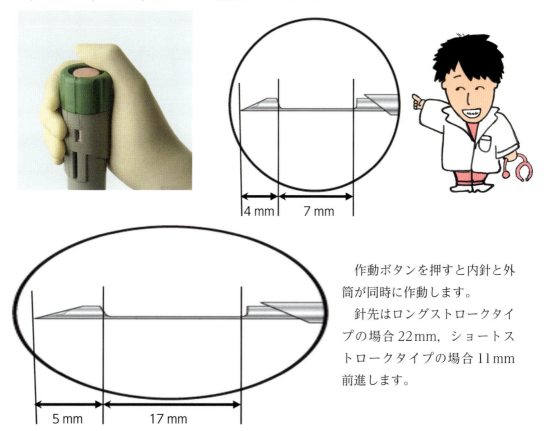

　作動ボタンを押すと内針と外筒が同時に作動します。

　針先はロングストロークタイプの場合22mm，ショートストロークタイプの場合11mm前進します。

ロングストロークタイプ（グレー）

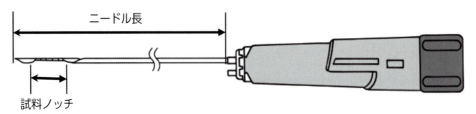

ボディーカラー	侵入深度（ストローク幅）	試料ノッチ幅	ニードル外径	ニードル長			作動ボタンカラー
				100mm	160mm	200mm	
グレー	22mm	17mm	14G	○	○		グリーン
			16G	○	○	○	パープル
			18G	○	○	○	ピンク
			20G	○	○	○	イエロー

ショートストロークタイプ（グレー）

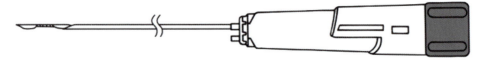

ボディーカラー	侵入深度（ストローク幅）	試料ノッチ幅	ニードル外径	ニードル長			作動ボタンカラー
				100mm	160mm	200mm	
ホワイト	11mm	7mm	14G	○	○		グリーン
			16G	○	○	○	パープル
			18G	○	○	○	ピンク
			20G	○	○	○	イエロー

　CTガイド下肺生検の場合には原則20Gで穿刺していますが，肺を穿刺しない場合には18Gを使用することが多いです。14G，16Gは合併症を考慮して使用していません。

3 CTガイド下肺生検で使用する生検針の構造（重要）

生検針の内針を出したところの側面像

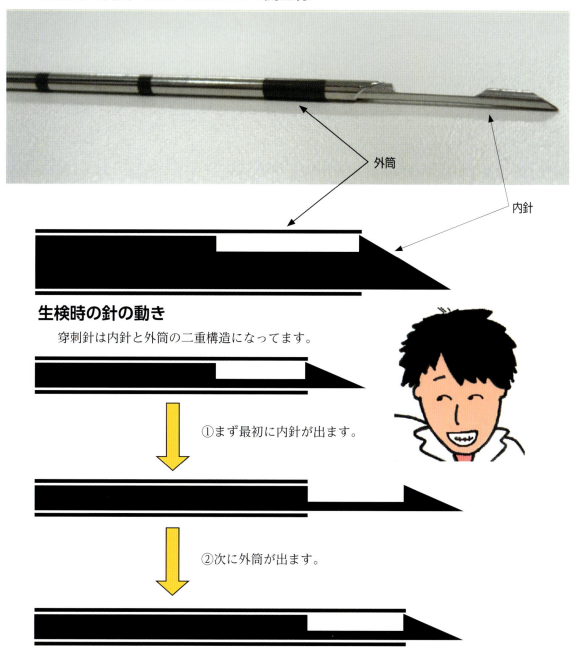

生検時の針の動き

穿刺針は内針と外筒の二重構造になってます。

①まず最初に内針が出ます。

②次に外筒が出ます。

　セミオートは①が手動，オート（全自動）の場合には作動ボタンを押せば①②が自動で起きます。モノプティは全自動タイプの生検針です。

4 CTガイド下肺生検で採取される組織

ショートストロークタイプ

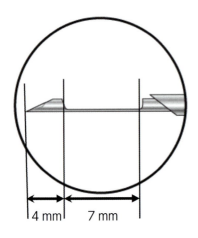

内針が11mmですが、実際に採取される組織は図のように7mmです。20Gだと幅が0.8mmですので0.8mm×7mmの短冊が採取されます。

18Gだと幅が1mmになりますから、1mm×7mmの短冊が採取されます。

ロングストロークタイプ

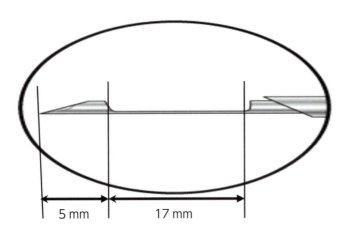

内針が22mmですが、実際に採取される組織は図のように17mmです。

20Gだと幅が0.8mmですので0.8mm×17mmの短冊が採取されます。

18Gだと幅が1mmになりますから、1mm×17mmの短冊が採取されます。

当院では病巣の長径が25mm以上あるような場合にはロングストロークタイプをそれ以下の場合にはショートストロークタイプを使用しています。

生検の実際

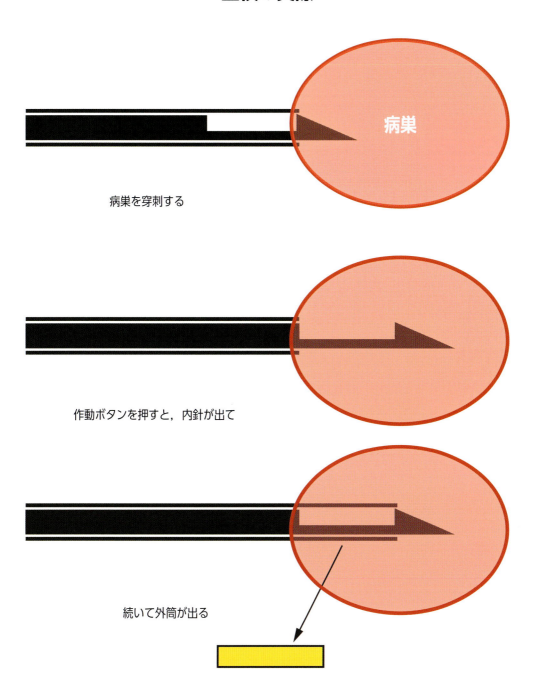

病巣を穿刺する

作動ボタンを押すと，内針が出て

続いて外筒が出る

内針と外筒の間で切除され組織が採取されます。

16　基礎編

実際モノプティで採取した標本の HE 染色のマクロ像です。こんな組織がとれます。

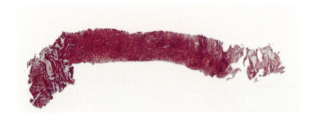

ショートストロークタイプ
20G　0.8 mm × 7 mm

ロングストロークタイプ　20G　0.8 mm × 17 mm

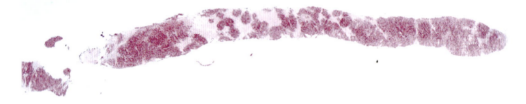

ロングストロークタイプ　18G　1 mm × 17 mm

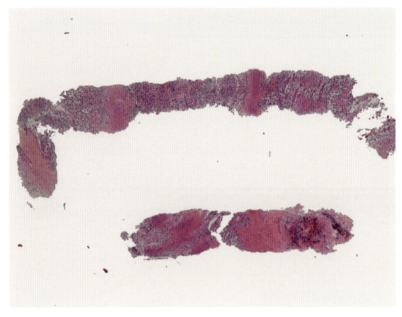

　20G 11 mm でも十分量の組織採取が可能で，壊死組織の割合にもよりますがバイオマーカーの検索もほとんどの場合できます。

5 生検針が押し戻されないように作動ボタンを押す時には脇を締める。（重要）

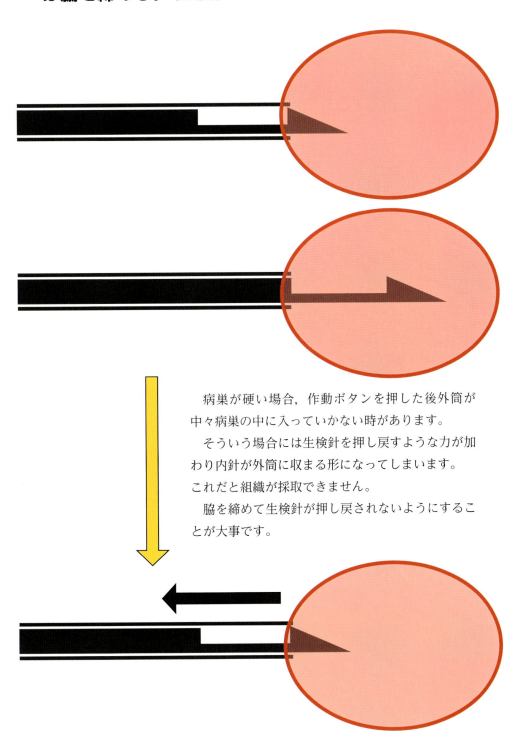

病巣が硬い場合，作動ボタンを押した後外筒が中々病巣の中に入っていかない時があります。

そういう場合には生検針を押し戻すような力が加わり内針が外筒に収まる形になってしまいます。これだと組織が採取できません。

脇を締めて生検針が押し戻されないようにすることが大事です。

6 生検針が出る長さを必ず頭にいれて生検すること。

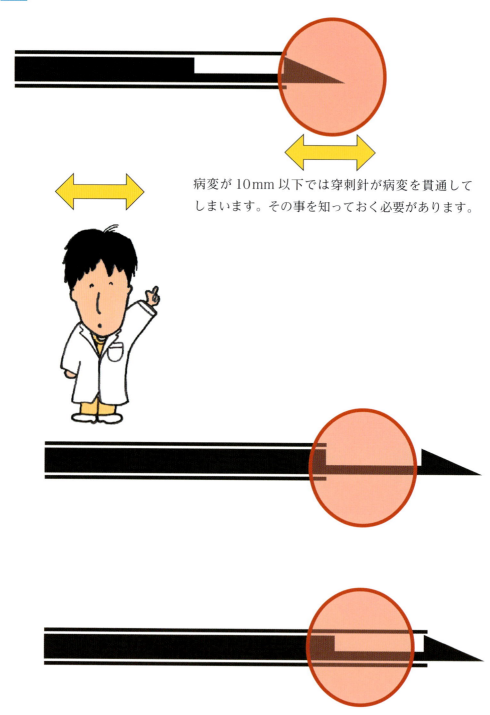

病変が10mm以下では穿刺針が病変を貫通してしまいます。その事を知っておく必要があります。

例えば長径 10 mm 以下の腫瘤を生検する場合には生検針が病変を突き抜ける可能性があります。

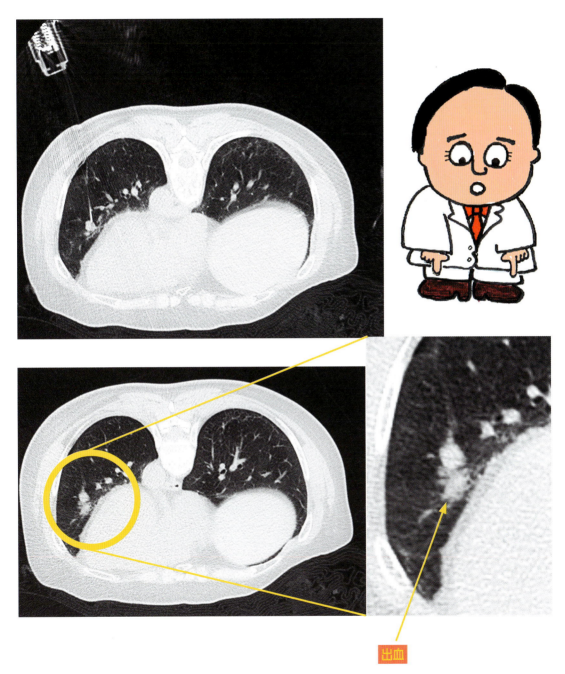

腫瘍を貫通すればこのように対側に出血をすることがあります。腫瘍を貫通する可能性が高い場合には腫瘍の対側にも危険な構造物がないか気を配る必要があります。

20　基礎編

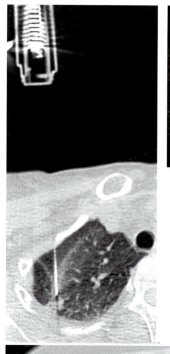

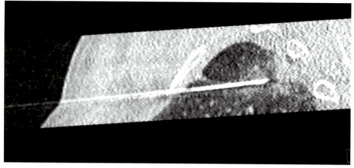

　右上葉S1の長径11 mmの病変です。この針の先端から胸壁までの距離が左図では12.4 mm，上図では12.7 mmでしたので何とか生検できるかなと思って生検を施行しました。生検針が後ろに下がらないように気をつけるあまり，生検時に若干針が深く入ってしまいました。その結果，病変の背側の壁側胸膜を傷つけてしまいました。

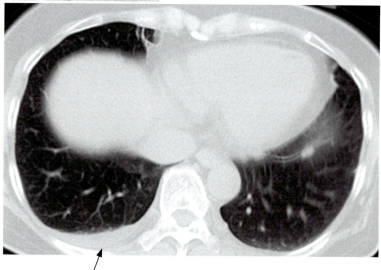

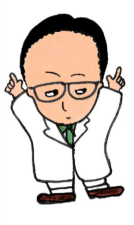

検査後胸水

　検査後に左胸痛と胸水貯留を認めましたが無治療で軽快しました。

生検針が生検時に押し戻されないように注意するあまり深く入らないように注意！

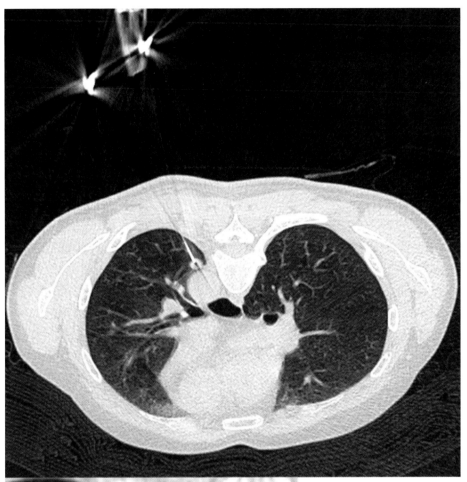

勿論このように腫瘍に命中していても 10mm 以下の腫瘍では生検針が腫瘍を貫通してしまいます。腫瘍の裏側にある下行大動脈損傷の危険性があるために生検はできません。

じゃあ初めから適応がなかったの？

違うんです。病変が偏位するんです。

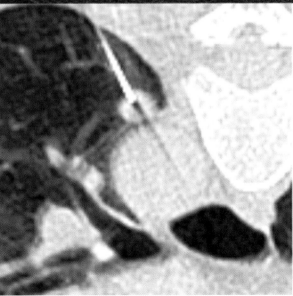

7 生検針で病変が偏位することがあります。

先ほどの症例をみてみましょうか？

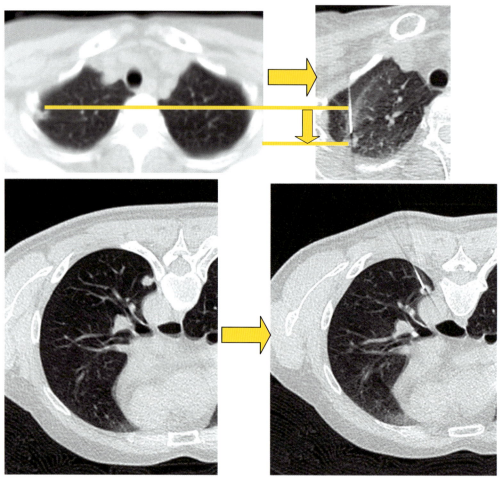

　どちらも生検針で病変が押されて偏位しているのが解ります。
　柔らかい病変であればいいのですが，硬い病変であればよく偏位します。
　このことは生検針を選択する上で非常に重要です。

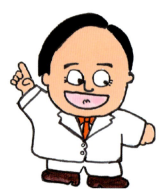

8 生検針は皮膚から病変までの距離 +3cm 以上の長さのものを選択する。

先ほども言いましたが病変は針に押されて偏位します。

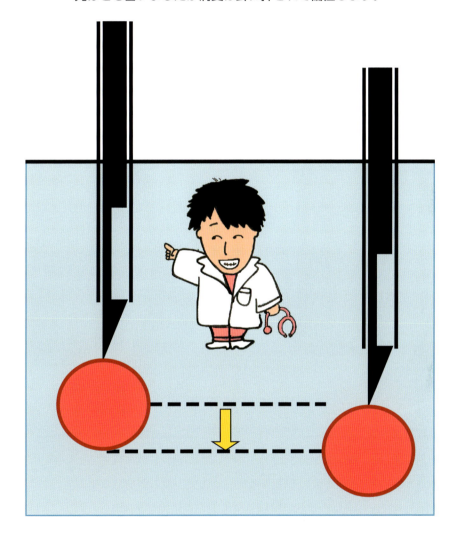

　柔らかい肺実質の中にある病変は針が刺さるときに位置が奥に偏位することがあります。そのため，生検針の長さは十分余裕をもって選択する必要があります。
　また斜めに穿刺する場合もあり当初計算した距離よりも長くなることがあります。
　予定の距離 +3cm ぐらいあれば安心だと思います。

24　基礎編

生検針は余裕をもって長めのものを選択します。

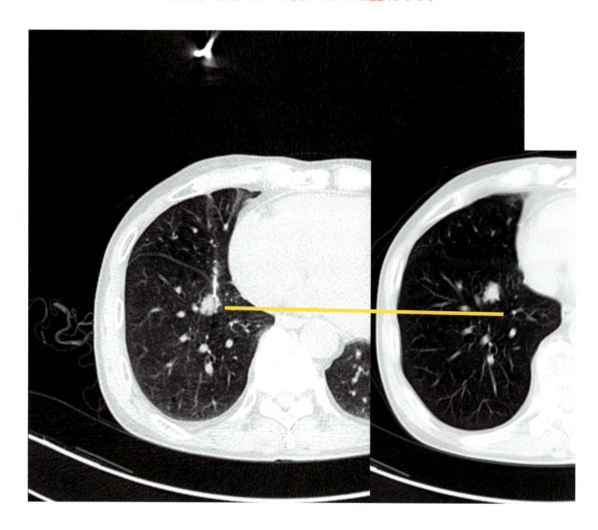

この症例でも約1cm病変が針に押されて沈み込んでいるのが解ります。
実際に生検する時に長さが足らない時ほど慌てることはありません。
当院では生検針は10cm，15cm，20cmの3種類を常に用意し，生検前に測定した皮膚から病変までの距離より3cm以上長いものを使用するようにしています。

9 生検針が病変に入っていることを確認してから生検すること

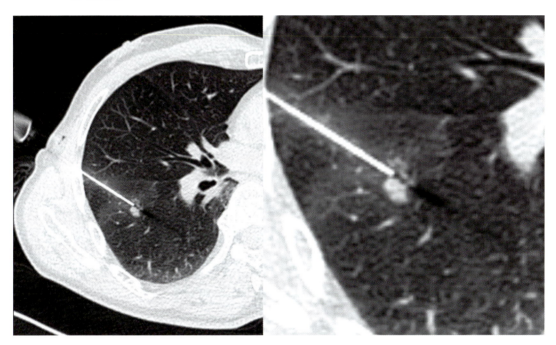

　この方は肺クリプトコックス症でしたが、硬い腫瘤でした。CT画像では命中しているように見えますが、CTガイド下肺生検では診断がつきませんでした。後日手術で肺クリプトコッカス症と確定診断しています。

では何故CTガイド下肺生検では診断がつかなかったのでしょうか？

原因は二つ。
① 生検針が当たっているようにみえて当っていなかった。
② 病変が硬くて生検時に針が弾かれた。

①の対策としてMPR画像を撮影して、断面を変えて針が病変の中に命中していることを確認します。
②の対策として小さくて丸い病変を穿刺する場合には出来るだけ病変の真ん中を穿刺します。

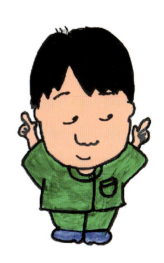

こんなイメージかな

　生検針が病巣の中に入っていることを確認する。

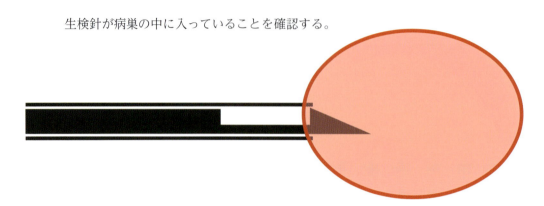

　この時に大切なことは先端が確実に病巣の中に入っていることをMPR画像で確認することです。

　この状態で生検を行った場合に、硬い病巣や小さい病巣では病巣が逃げてしまってヒットしないことがあります。

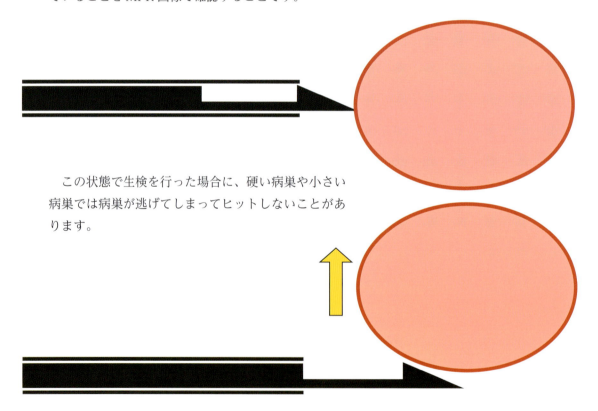

実は生検に慣れてくると生検針の先端が病変にあたるのがわかるようになります。

　これは本当です。そして病変に穿刺する時の感覚もわかります。当院ではCT透視ではありませんのでCT画像で針が病変のどちらに外れたのかを確認して，少し針を抜いて病変の方に向け穿刺します。この時腫瘍を穿刺した手ごたえが伝わってくれば，まず穿刺できています。

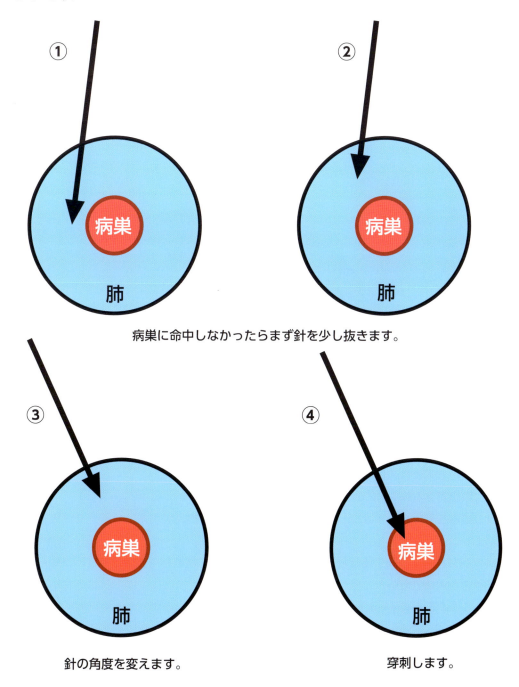

10 穿刺後の MPR 画像は MUST です。

これ病巣に命中しているようにみえますよネ！

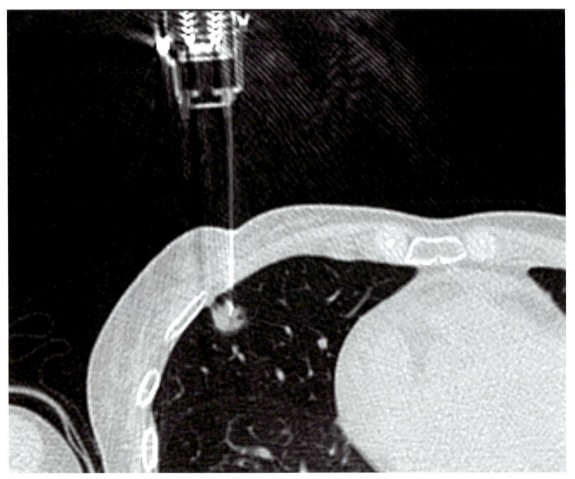

　病巣に命中しているようにみえているのに病理の結果が『正常肺胞組織が採取されています。この標本には悪性所見はありません』なんて結果がかえってきたことないですか？実はこの患者さんの MPR 画像がその答えを教えてくれます。

　今この本を執筆中に Radiation House という放射線技師が主人公のドラマが放送されていました。

　この CT ガイド下肺生検は放射線技師と協力なくしては絶対に出来ません。当院も放射線技師の全面協力のもとで施行させていただいています。多い日には1日に3件続けて施行することがあります。1時間ぐらいで終わりますけどね。

　話がそれましたが，その放射線技師から MPR 画像を作製しましょうかって言っていただきました。

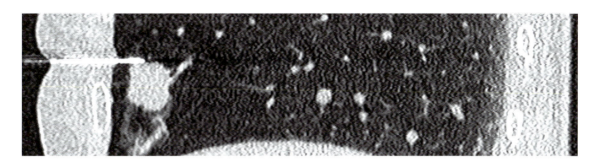

　これがこの症例の生検針の長軸方向に作製したMPR画像です。命中しているように見えても実は命中していなかったのです。

　それから毎回MPR画像を作製して生検針が病巣に命中していることを確認してから生検するようにしています。手慣れた放射線科技師の手にかかればこの画像が30秒ほどで作製していただけます。

　MPR画像でCTガイド下肺生検の診断率は大きく向上しました。

　よくこのような時には生検針を抜いてしまう人がいます。

　それは絶対してはいけません。

当院では1回穿刺した針は生検が終了するまで絶対に抜きません。

抜いた場合には気胸のリスクが高まります。気胸になった後に2回目の穿刺を行うと1回目の穿刺部位から空気がもれて更に気胸が増悪します。

　そうしますと病変がどんどん深く沈んでいって穿刺できなくなる場合がほとんどです。

ではどうすればいいのでしょうか？

それは簡単です。

その場で針の角度を変えればいいのです。

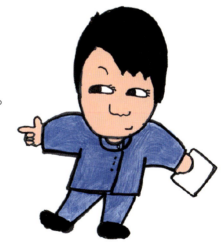

11 病変の接線方向に外れた場合は針を抜かずに針の角度を変える

簡単!! この生検針をそのままにして少し角度をつけていきます。

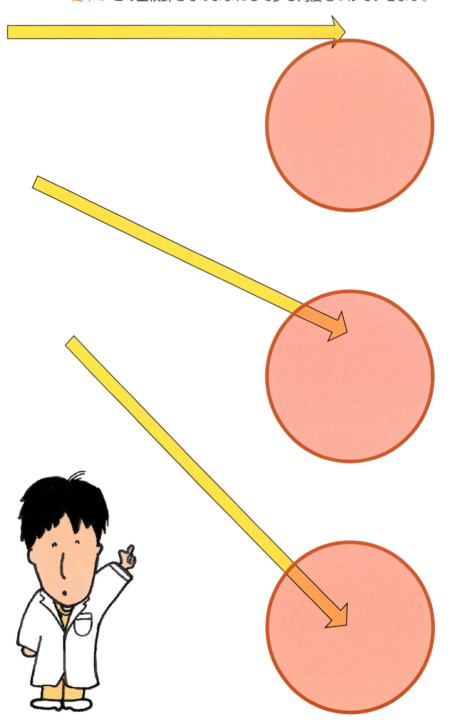

では実際の症例で見ていきましょう。

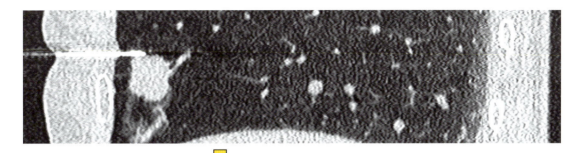

病変の接線方向で頭側に外れていますので，少し針先を尾側に向けて角度を変えていきます。

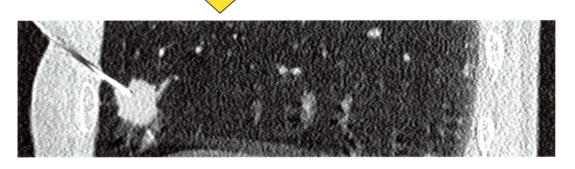

針が皮膚を貫通している位置，腫瘍と肋骨の関係をみても針を抜かずに角度を変えただけなのが解ります。

この手法は日常茶飯事で行っています。（重要）

ここまでは生検針の特性を知ってどのように扱ったらいいのかについて述べてきましたが，ここからは実際に穿刺する際のコツについてお話します。

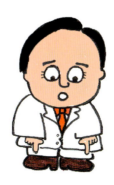

12 穿刺経路でほとんど成否が決まる（重要）

穿刺経路を決める上で参考にするもの
① 穿刺経路に肩甲骨，肋骨，椎体の横突起などないか
② 呼吸性変動が大きいか小さいか
③ 近くに血管などの構造物がないか

① 仰臥位で穿刺するのか，腹臥位で穿刺するのかも非常に重要になりますが，腹臥位になると意外に邪魔になるのが，肩甲骨です。通常 CT ガイド下肺生検を施行する場合には手を挙上することが多いと思いますが，手を挙上させずに肩甲骨を外転させれば肩甲骨を避けられることが多いです。

② 呼吸性変動は気管分岐部より頭側では小さく，気管分岐部より尾側では一般的に大きいです。特に横隔膜に近くなればなるほど呼吸性変動は大きくなります。因みに分岐部の高さは胸骨角あたりになります。皮膚のマーキングを行う時の参考にして下さい。

③ 近くに血管がある場合のコツは兎に角生検針が血管に向かわないようにすること，できれば接線方向になるようにすることが大事です。

では早速実践に入っていきましょう。
この症例の穿刺経路はどうしましょう。

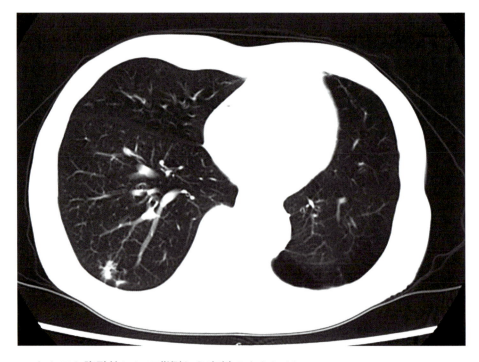

もちろん腹臥位にして背側から穿刺ですよね!!

シニアレジデントが選択した穿刺経路です。マーキングになるピンク針を皮膚において

ピンク針

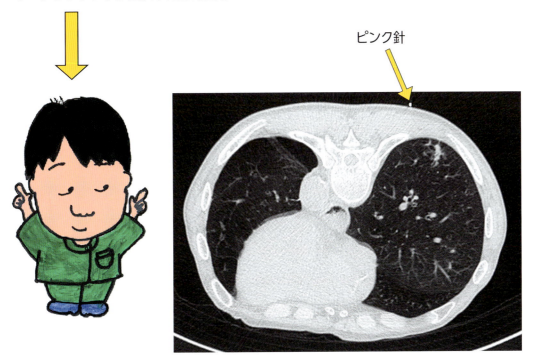

なるほど。皮膚から病変までには丁度肋骨もなく邪魔するものはない。
予定の穿刺経路の皮膚を麻酔して針を残して CT を撮影してみました。

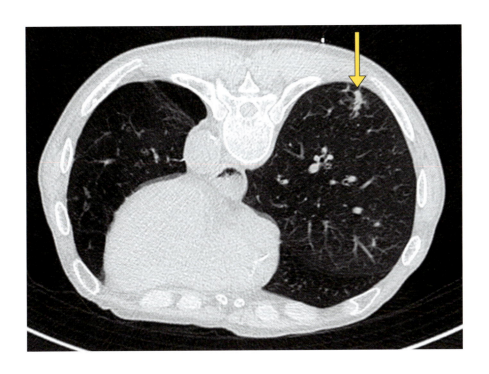

あれ？
病変が見当たりませんねえ。

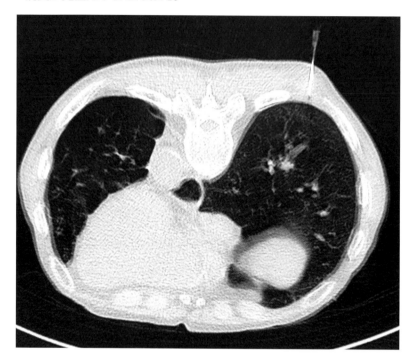

病変がありました。
なんと先ほどのところから 26 mm 頭側に移動していました。

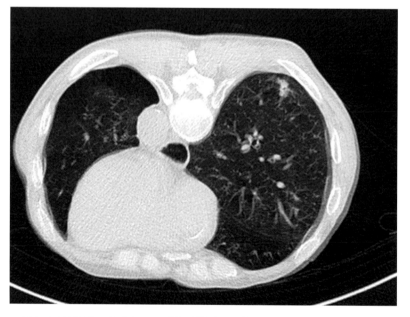

これでは穿刺できません。横隔膜近くは特に呼吸性変動が大きいです。

私が選んだ穿刺経路はこうです。

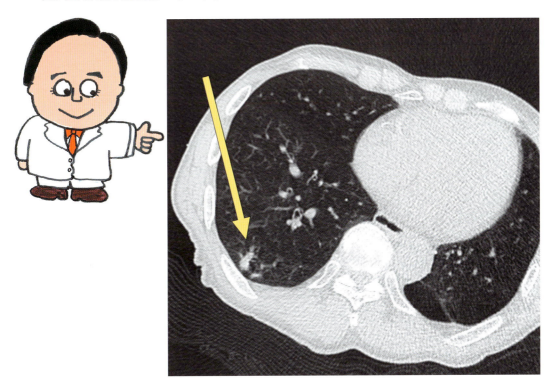

先ほどの穿刺経路と何が違うのか？

　胸壁から病変までの距離です。これですとたとえ呼吸性変動があったとしても微調整することが可能です。

　呼吸性変動を克服するコツは以下の4点です。

① 呼吸停止は行わない
② 胸壁から病変までの距離を出来るだけ取る
③ 肺を穿刺して呼吸性変動を抑制してから病変に向かう
④ 穿刺部位と病変を同一CT断層面内に描出されることにこだわらない

図を使って説明してみましょう。

13 病変は呼吸性に動くもの

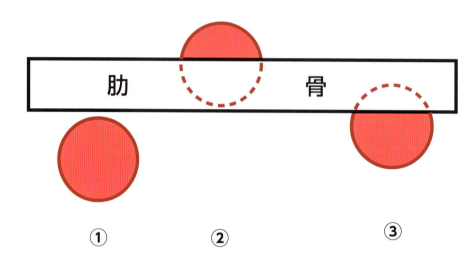

①の位置で穿刺計画を立てたとします。そこで穿刺した時呼吸性に変動して②や③の位置に病巣が移動していたりすることはよく起こることです。

勿論長径3cmを超えるような大きな病変の場合には多少呼吸性変動があっても病巣を穿刺することが可能です。

しかし病巣が肋骨より小さい場合には肋骨の陰に隠れてしまって穿刺するのに難渋することがあります。

そこで呼吸性変動を抑制する目的でとりあえず，適当なところで針を刺して呼吸性変動を抑制します。

そこから腫瘍目指して針を進めていくわけですが，この時に腫瘍と胸壁の位置が近すぎると軌道修正ができません。

そこで敢えて胸壁からの距離が遠い所から穿刺します。

病巣と胸壁が近い場合

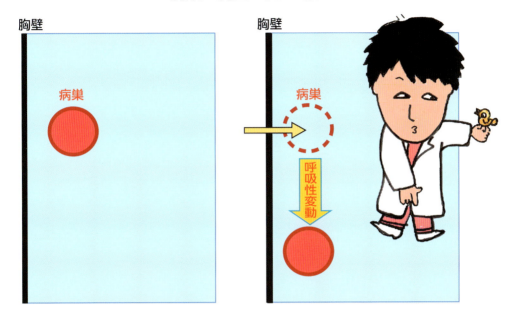

呼吸性変動で病変が移動しても距離が近いとそのあと調整がききません。

病巣と胸壁が遠い場合

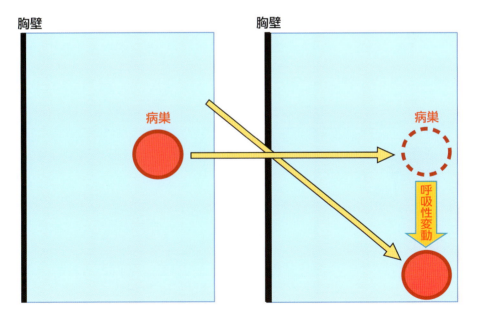

呼吸性変動で病変が移動しても距離が長いと調整が効きます。
これ結構重要なポイントです。

呼吸性変動は肺を穿刺すると抑制されます。

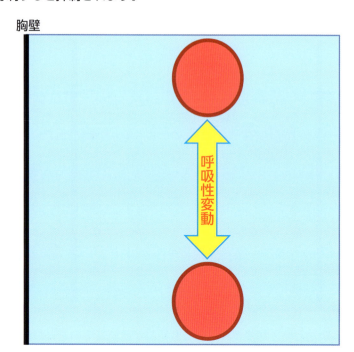

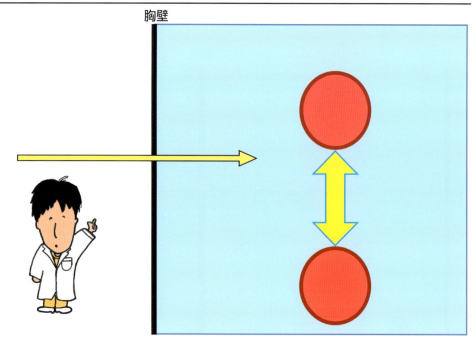

　上の図のように呼吸性変動が大きい場合に目標が定まらずに穿刺を躊躇される方が多いかもしれません。私も初めはそうでした。でも針を刺すことで呼吸性変動が随分抑制されることがわかりました。それからとりあえず刺してから考えるようになりました。

では先ほどの症例に戻りましょう

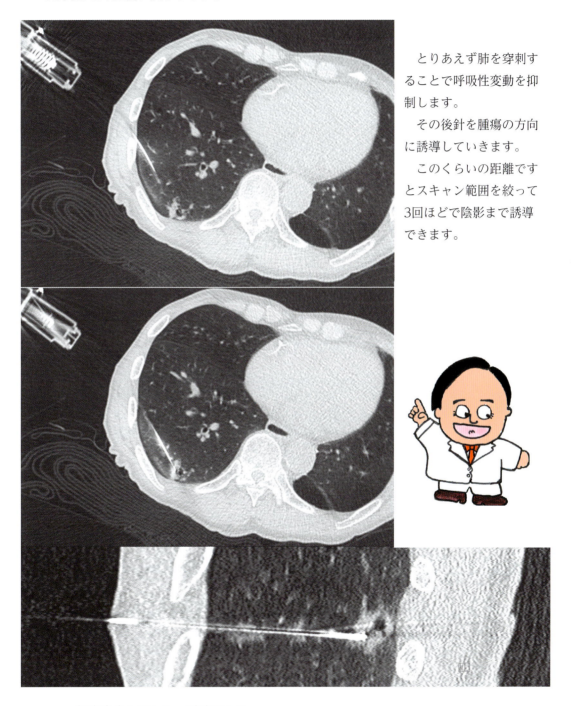

とりあえず肺を穿刺することで呼吸性変動を抑制します。

その後針を腫瘍の方向に誘導していきます。

このくらいの距離ですとスキャン範囲を絞って3回ほどで陰影まで誘導できます。

無事命中しました。腺癌でした。

もう一例いきましょう。先ほどの症例では横隔膜に近い下葉背側の病巣でしたが，この症例は上葉で比較的呼吸変動が少ない症例ですが、病変の長径は 10mm と肋骨よりも小さいです。

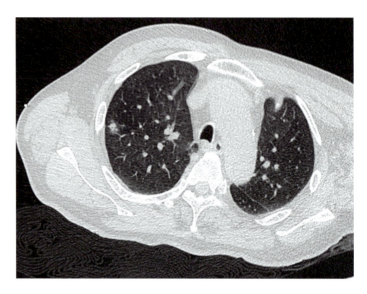

小さいと余計に肋骨が邪魔になります。

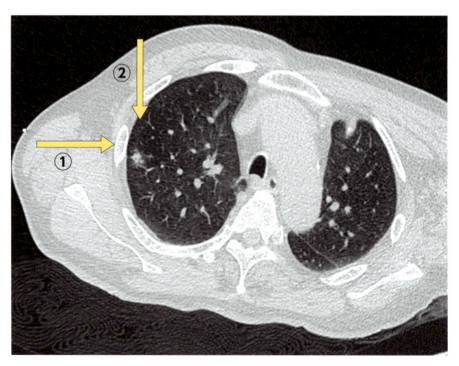

①の経路の方が胸壁から近いが呼吸性変動に対応できないために敢えて胸壁から遠い②を選択します。

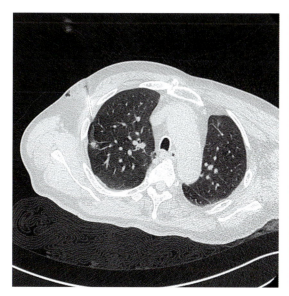
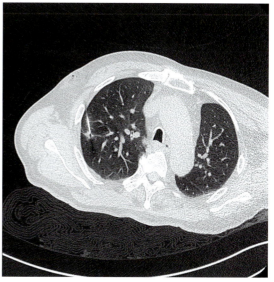

　最終的にはこの経路を選択しました。とりあえず針を刺してから病変が針よりも頭側にあるか、尾側にあるかを確認します。この症例の場合には病変は針よりもやや尾側にありましたので尾側に針を進めていきます。
　上のCTでは左側が頭側，右側が尾側のスライスになります。

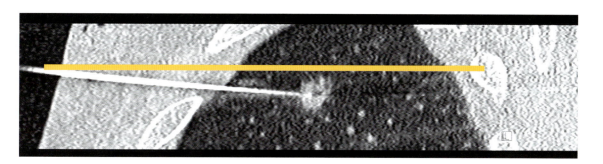

　MPR画像でみるとその様子がはっきりとわかります。
　このように呼吸性変動のある場合には、①胸壁と病変との距離をとること，②とりあえず穿刺して呼吸性変動をおさえてから病変に向かって針をすすめていくこと，の2点が重要になります。
　また，CT断層面に針が全部撮影されることは稀です。
　もう一例症例を用いて説明していきましょう。

右上葉の長径 10 mm の結節陰影。

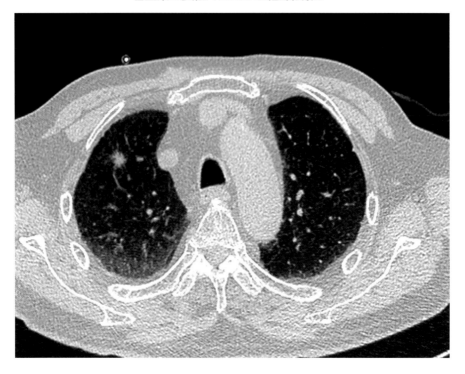

初めは前胸壁から穿刺する経路を選択しました。

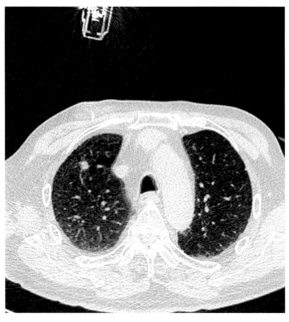

しかし実際に穿刺すると病変は約 4 mm 尾側に偏位し、肋骨の裏側に隠れてしまいどうしても穿刺できません。

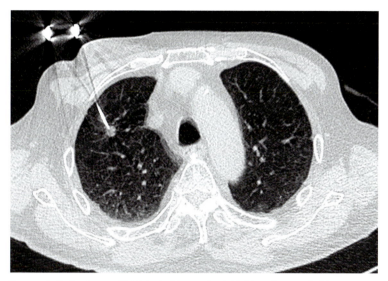

そこでやむなくこの肋骨を内側ではなく外側に避けて穿刺しています。

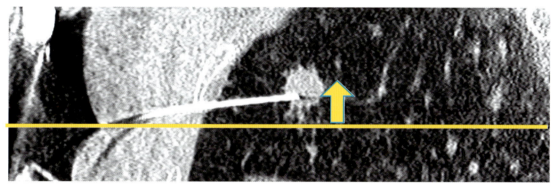

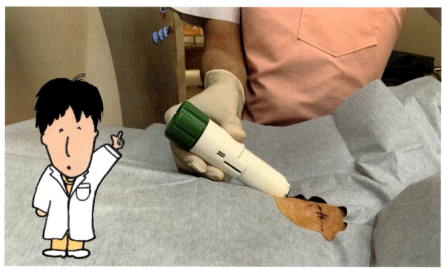

病変は穿刺部位よりも随分頭側に移動していますので、その分、針を頭側に向けて刺しているのが解ります。

大体イメージがつかめてきましたか？
それでは上級編に移ります。

上級編

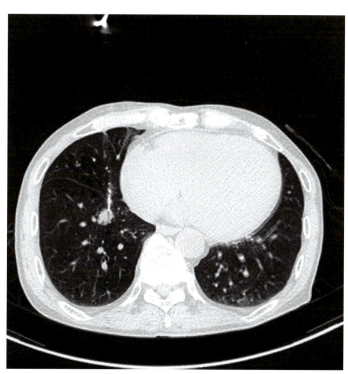

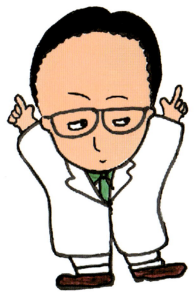

46 上級編

1 穿刺経路に迷ったら MPR 画像を参考にせよ！

右下葉 S^8 領域の長径 14mm 結節陰影です。 これはどの経路で穿刺しますか？

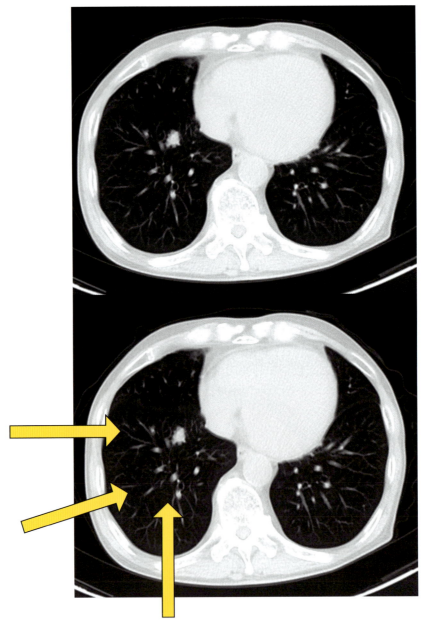

　下葉の病変ですから，下葉からアプローチしたいですが，どこから穿刺しても血管が邪魔をして穿刺できそうにありません。

その答えは MPR 画像(矢状断面)にありました。

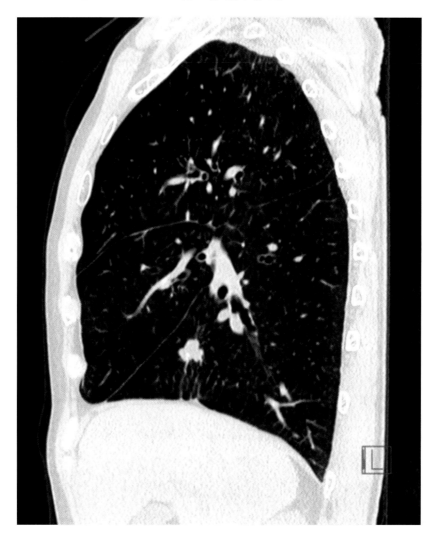

　Axial 画像(体軸断面)でみると中枢のようにみえた病変は実は中下葉の葉間面からみるとかなり末梢にあることが解ります。もし前からのアプローチで中葉を経由して病巣を穿刺したとしても中葉にも大きな血管はありません。後は中葉に 2 か所,下葉に 1 か所肺胸膜に穴が開くために気胸を起こす確率は高まります。
　20G 針ですと気胸はそんなに気にすることはありません。もし起こっても外来治療が可能です(☞ p.64 合併症参照)。

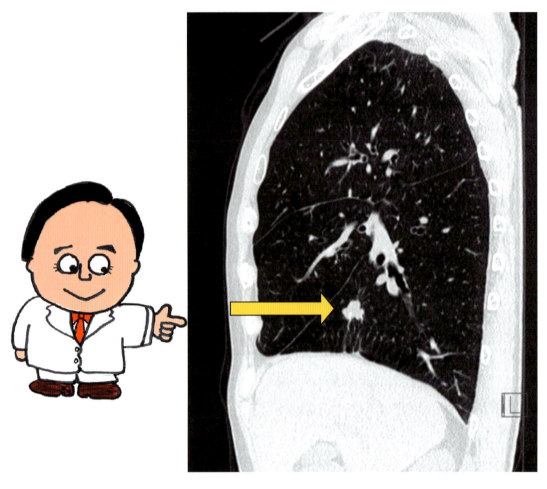

　結局この経路で生検を行いました。危惧した気胸もみられず，扁平上皮癌の診断がつきました。心機能が悪く手術ができませんでしたので定位放射線治療を行いました。

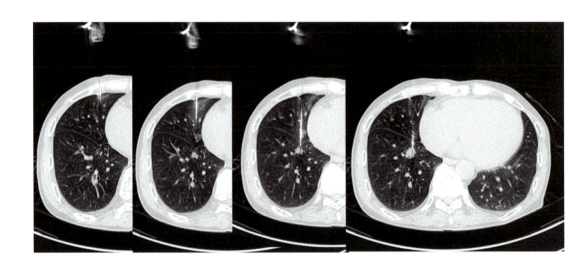

2 胸膜腔を利用して肺の損傷をできるだけ抑制しろ！

なんのこっちゃ？

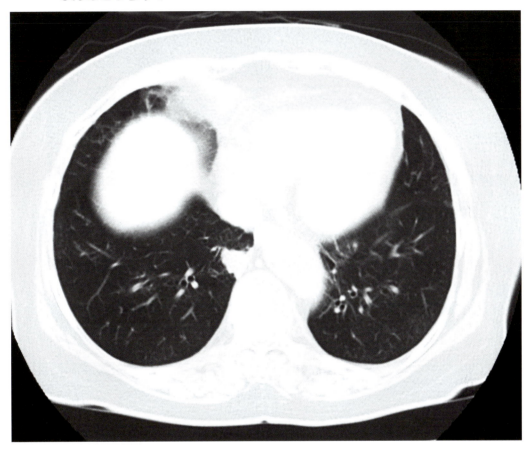

これはどんなアプローチが考えられますか。
このすぐ上のスライスには下肺静脈がでてきます。
実は非常にユニークなアプローチ方法があります。
　ユニークですが，安全に確実に陰影に命中させることができます。
ではその方法を解説していきます。
体位は勿論腹臥位です。

　当然ですけどね（笑）

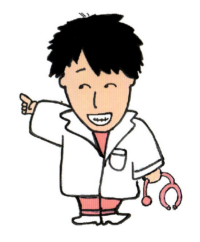

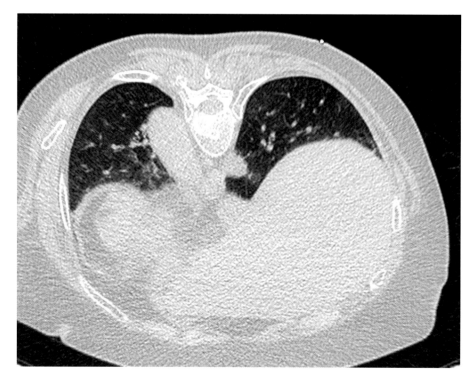

肺を刺さずに肺胸膜と壁側胸膜の間から針を進めていきます。

　勿論病変は肺内にありますので最終的には肺胸膜を穿刺しますが，それまでは肺を穿刺しませんので出血や気胸のリスクを大幅に軽減することができます。
ではトライしてみましょう。

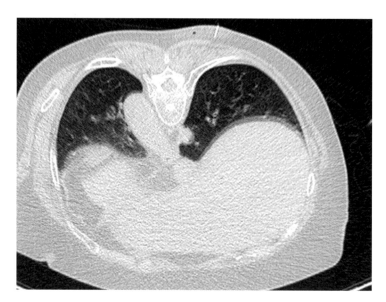

例によって麻酔の針で大体の位置と方向性を決めます。

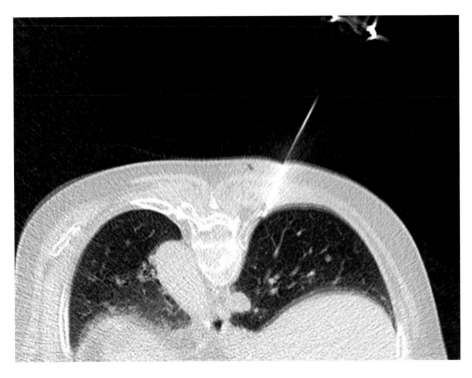

生検針は腫瘍を目指すのではなく肋骨から椎体の表面を這わすようにします。
うまく胸膜腔に入れば容易に針を進めることができます。

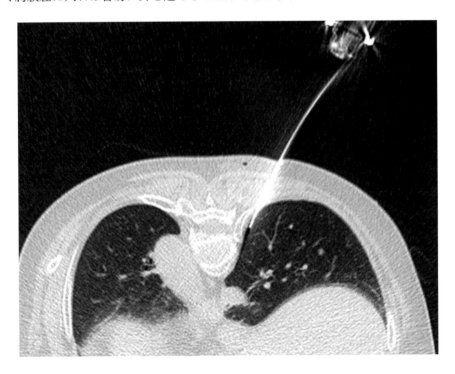

52 上級編

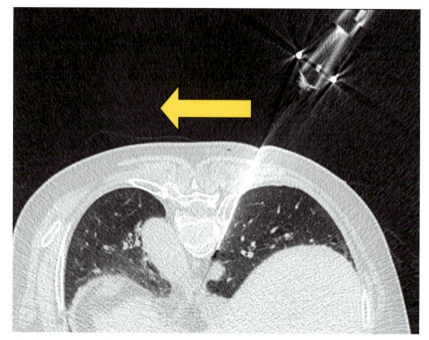

ここまできたらそのまま針を進めると腫瘍の外を通過してしまいます。
そこでここで生検針を垂直に立てます。そうすると針は容易に腫瘍に向かいます。

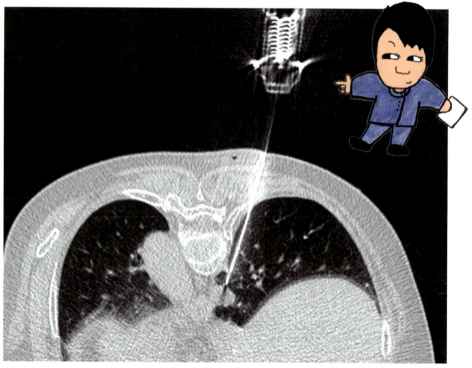

一見，針は肺を数 cm に渡って貫通しているようにみえますが，実際に肺を貫通しているのは僅か 1 cm 程度です。

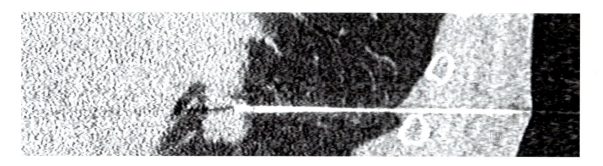

勿論 MPR 画像で命中していることを確認して生検を行います。

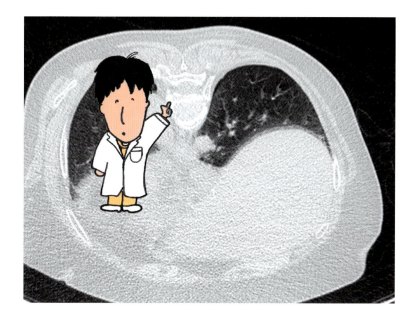

生検後の胸部 CT ですがほんのわずかに気胸を認める以外に出血などの合併症もみられませんでした。

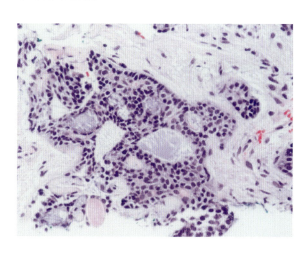

結果は涙腺由来の adenoid cystic carcinoma の肺転移でした。

3 大血管に対しては接線方向からアプローチしろ！

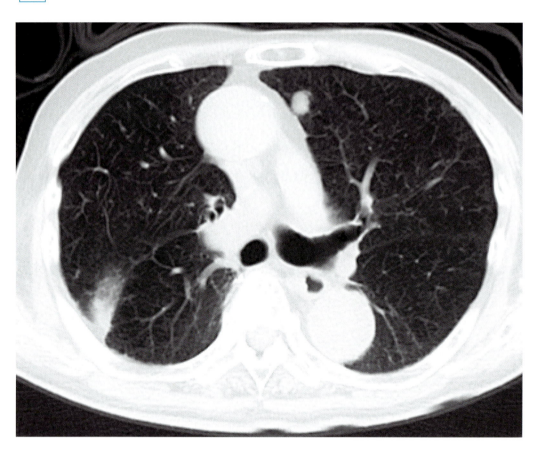

この病変のアプローチ方法を考えてみてください。

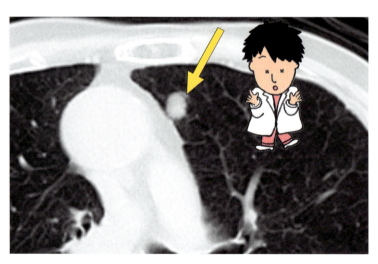

　恐らく多くの人はこんなアプローチを考えたのではないでしょうか？
　でもそれでは病変を突き抜けて大動脈を損傷する可能性があります。

こんな時に先ほどの胸膜腔を使用するのと同じ考え方で縦隔の中を通って病変を目指します。血管損傷？　いいえ!!　血管とは接線方向なので安全に針を進めることができます。

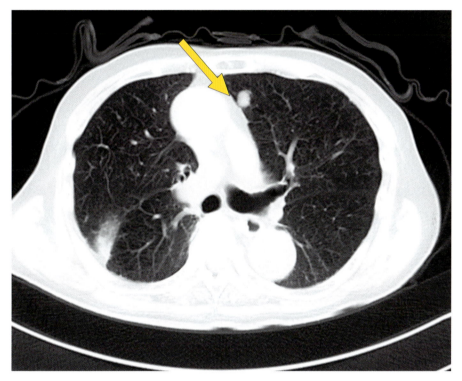

　矢印のように左ですが，胸骨右縁から縦隔胸膜の中で針を進めていって先ほどと同じように最後に肺胸膜を穿刺して病巣に向かいます。この時に注意しないといけないことは針先が決して大血管に向かないようにすることです。

小細胞癌でした。

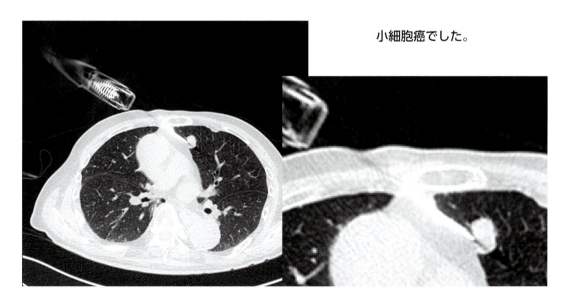

4 人工気胸を起こして肺を守れ！　なんのこっちゃ

それは人工気胸を起こして肺を穿刺せずに目的とする病巣を穿刺する方法です。

この方法だと肺を穿刺しませんから絶対に気胸にはなりません。勿論外気胸にはなりますが，生検が終わったら脱気して帰宅可能です。

ではその方法です。

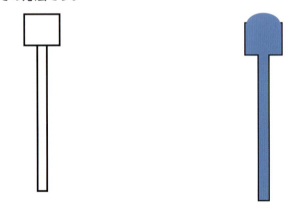

サーフローの針に水を入れると表面張力で水の表面が膨れます。

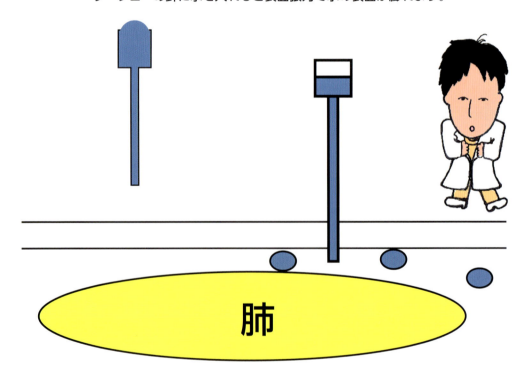

水を満たしたままゆっくりと胸壁を穿刺すると水位が下がるところがあります。そこが胸腔です。胸腔が確認されれば，空気を注入します。

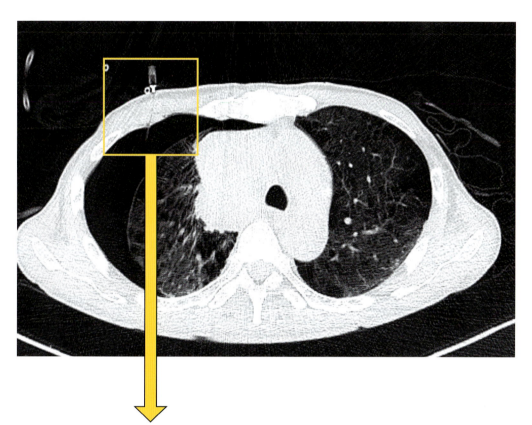

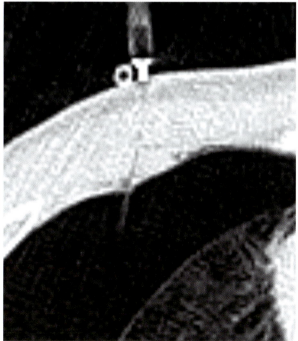

胸腔内に留置したサーフローから空気を注入して人工気胸を作製したところです。

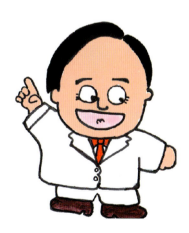

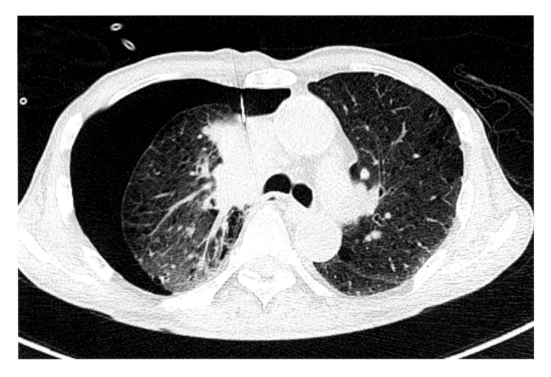

肺を穿刺することなく縦隔の病変から生検を行います。

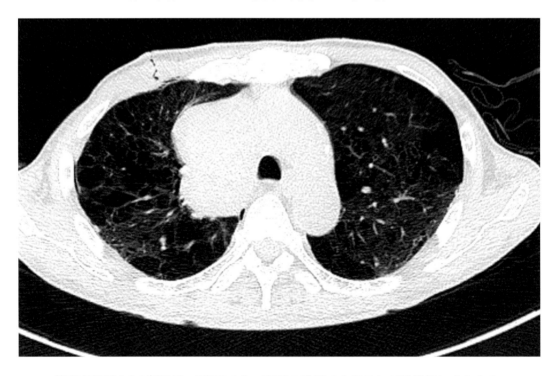

検査が終了すれば脱気して終了です。逆転の発想ですがこれが結構役に立ちます。

5 では応用問題です

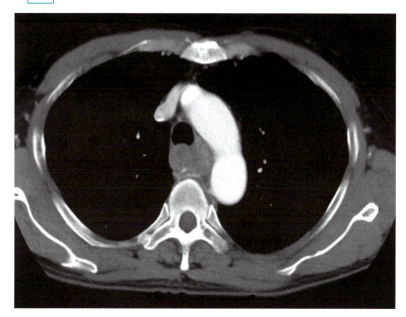

この病変はどういうアプローチで行きましょうか？
それは EUS ですよね。その通りだと思います。

でも消化器内科からの依頼で食道の粘膜下腫瘍で、もしかしたら気管原発ではないかと精査を依頼されました。気管支鏡検査では異常所見はありません。
これはもう組織を取るしかないと思いました。

先ほども言いましたがこの部位は得意分野でしかも縦隔ですので、肺胸膜を損傷することなく病変を穿刺できる可能性があります。

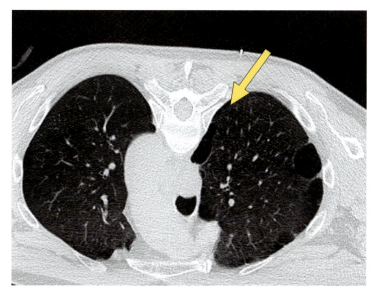

ところが穿刺経路にブラがあります。いくら胸膜腔を通る経路を選んだとしてもブラを穿刺する危険性があります。
それはいけません。
そこで先ほどの人工気胸を応用しました。

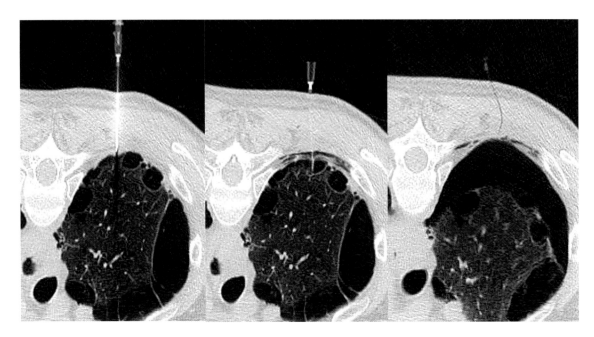

　これは先ほどの要領で人工気胸を作製しているところです。500 mL ほど空気を注入するといい具合に人工気胸が出来上がりました。

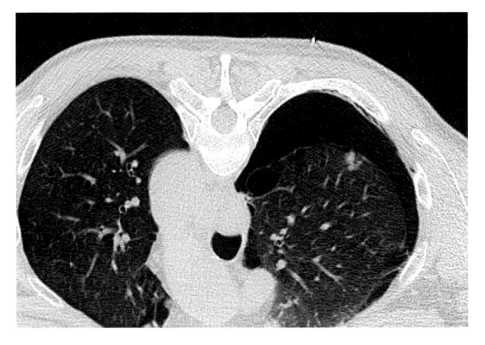

　ここからはいつもと同じです。ピンク針で大体の位置をマーキングして穿刺部位と方向を決めます。

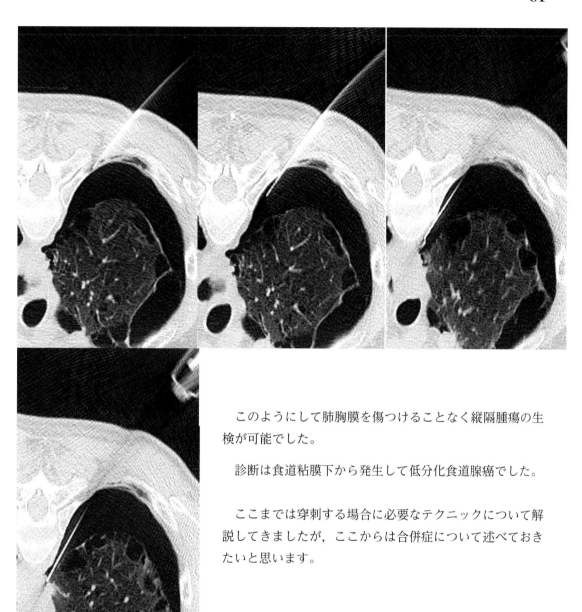

　このようにして肺胸膜を傷つけることなく縦隔腫瘍の生検が可能でした。

　診断は食道粘膜下から発生して低分化食道腺癌でした。

　ここまでは穿刺する場合に必要なテクニックについて解説してきましたが，ここからは合併症について述べておきたいと思います。

合併症

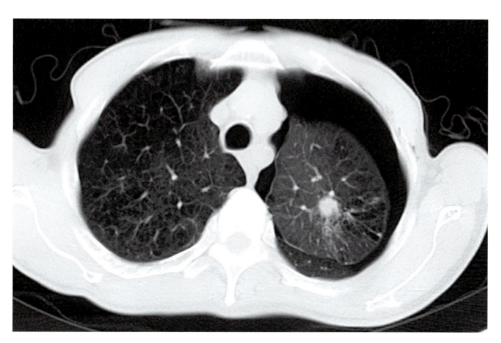

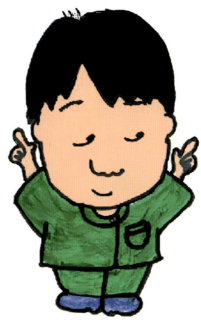

64 合併症

1 医原性気胸の治療は外来で

　CT ガイド下肺生検では肺実質を針で穿刺しますので空気が漏れるのは当然です。気胸になって当たり前と思った方がいいです。

　それが億劫で CT ガイド下肺生検を躊躇されている先生もおられると思います。

　当院でも 500 例以上に CT ガイド下肺生検を施行していますが，やはり 21.8％に気胸が発生しています。しかし実際に処置が必要な気胸は全体の 1.2％でした。

　それはやはり 20G の針を中心に用いているのが大きな要因だと考えています。

　　　　　お蔭で全体の約 90％は外来で検査を施行しています。

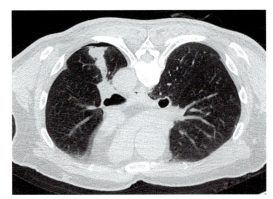 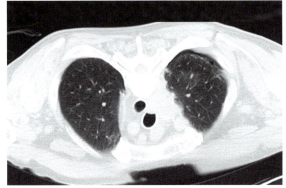

この程度の軽い気胸がほとんどです。勿論処置は要りません。

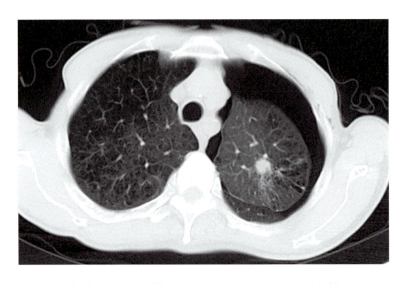

このぐらい虚脱すると呼吸苦を訴えますのでドレナージを行います。

万が一気胸が起こったらどうするのか？
自覚症状が軽微で SpO_2 が 95％以上維持できていればまず治療は不要です。
経過観察で十分です。

呼吸苦や胸痛などの自覚症状が強く $SpO_2 < 90％$ 以下であればドレナージの適応になります。当院では Thoracic egg® を用いて外来で治療しています。

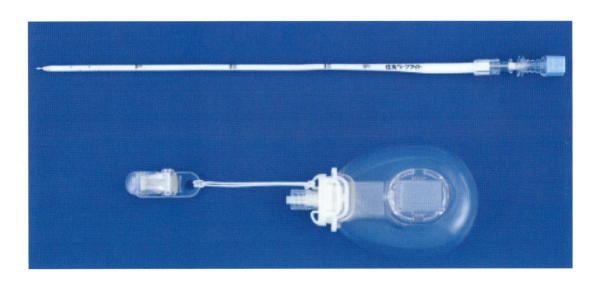

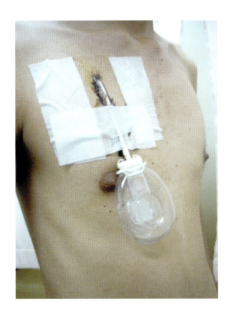

第 2 肋間, 鎖骨中線上で留置します。
留置した後はこのまま帰宅していただきます。
痛みを訴える方がいますので鎮痛薬を頓用で処方します。

66 合併症

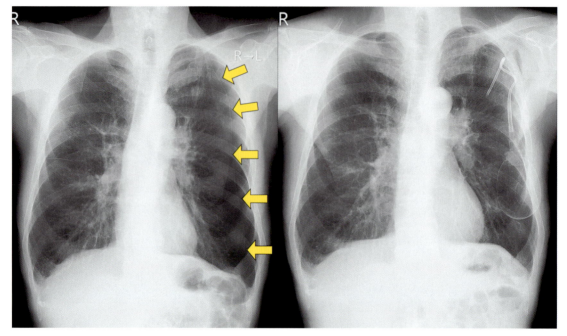

Thoracic egg 留置後

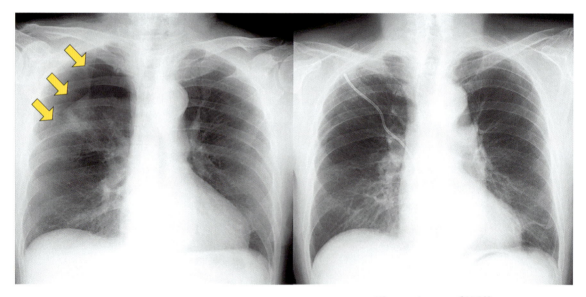

⇨ 虚脱した肺

Thoracic egg 留置後

両者ともに翌日には肺の再膨張が得られ Thoracic egg を抜去しました。
医原性気胸の外来治療ができるだけで CT ガイド下肺生検を施行するのが気分的に楽になります。

2 空気塞栓は息止めをやめて外套を置かなければ防げる

　もう一つ頻度は低いけども重篤な合併症が空気塞栓です。
　空気塞栓の原因は大気、気管支内, 肺胞内の空気が肺静脈内に流入して起こります。空気の流入する原因の多くは外套針にあると言われています。
　太い外套針から咳嗽とともに空気が肺静脈内に流入する可能性が指摘されています。しかも生検針が 18G だと 16G の, 20G だと 18G の外套針が必要です。
　当院では外套針は決しておきません。それは肺を 20G 以上の針で穿刺したくないからです。必要以上に肺胞内圧をあげたくないこともあって息止めもしません。
　さらに 1 回の生検で 1 回しか穿刺しません。これは肺胸膜に 1 個しか穴を開けたくないからです。これだけで十分空気塞栓は防げますし, 治療が必要な気胸の発生も 1% 程度にまで低下させることが可能です。

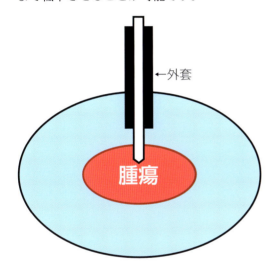

　通常 CT ガイド下肺生検を施行する場合には外套を置いてそれをガイドにして生検を複数回施行するのが一般的です。
　しかしこの場合には外套は生検針よりも大きなものを留置する必要があります。
　さらに生検針を出し入れする時にこの外筒を通って空気が流入する危険性があります。
　大きな外套はそれだけ出血, 気胸のリスクも高めます。

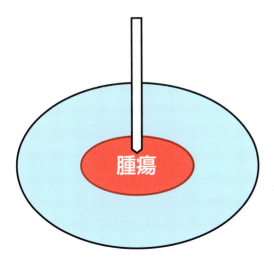

　当院では外套はおきません。
　肺実質を穿刺する場合には基本 20G の生検針を用います。
　それ以上太い針は原則用いていません。

実践編

ここからは今までのテクニックを用いてどんな生検ができるのか一挙に紹介していきます。

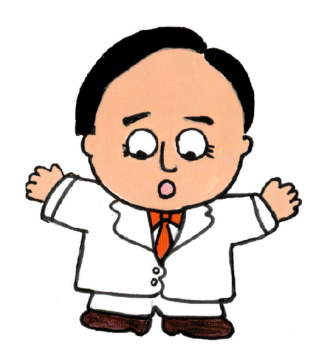

呼吸性変動の大きい症例

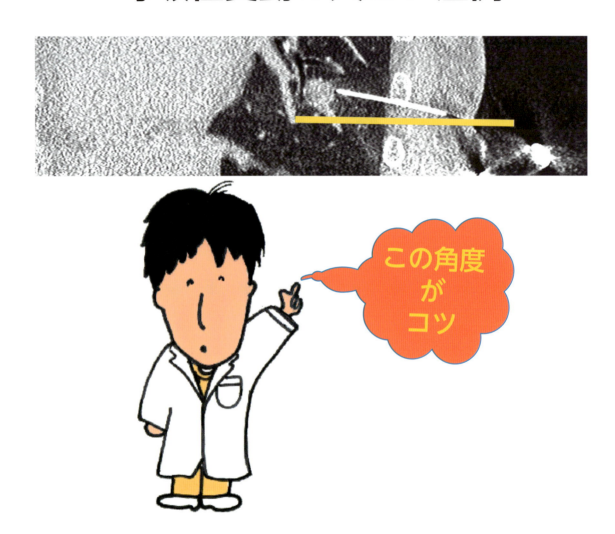

腫瘍から距離のある方から穿刺し，呼吸性変動を抑制してから病変に向かうことがコツ

1 71歳，男性，肺腺癌　左下葉　長径14mm

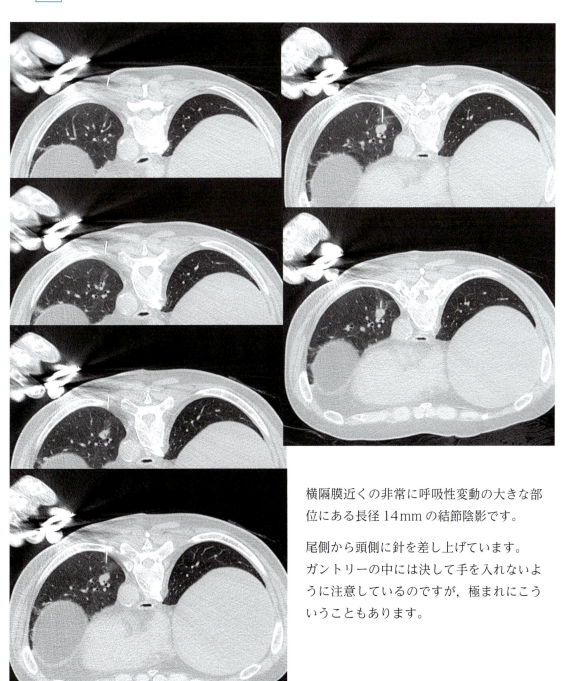

横隔膜近くの非常に呼吸性変動の大きな部位にある長径14mmの結節陰影です。

尾側から頭側に針を差し上げています。ガントリーの中には決して手を入れないように注意しているのですが，極まれにこういうこともあります。

MPR画像（この場合にはほぼ矢状断面）でみますと生検針の角度が解りやすいと思います。この方法を習得するのには少し熟練を要しますが，慣れれば比較的簡単にできます。この穿刺は技師の方にMPR画像を作製していただかないと絶対成功しません。

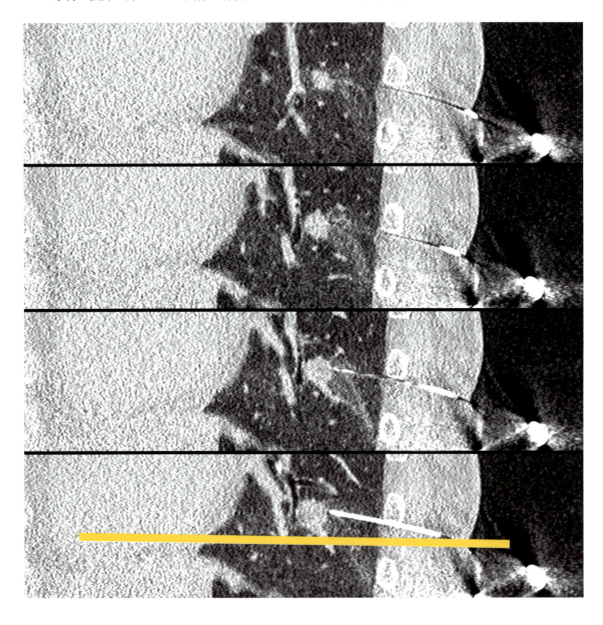

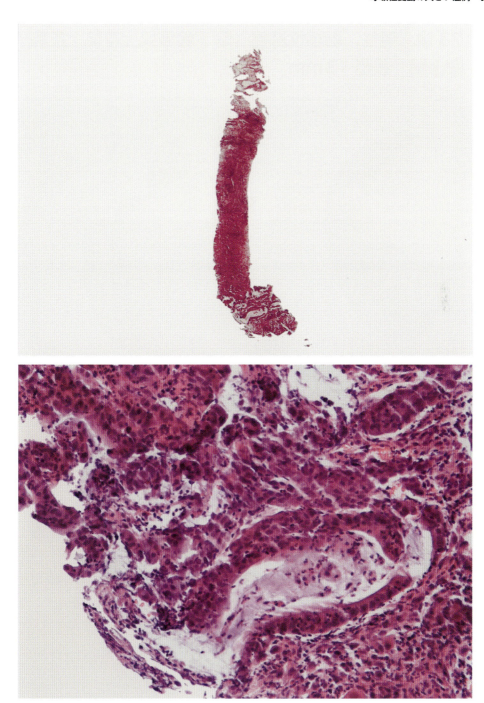

生検標本ですが、かなりしっかりした充実性の病変でしたので、短冊状のいい標本が採取できました。腺癌でしたのでその後手術を施行しています。
呼吸性変動を克服するコツを学んでください。きっとCTガイド下肺生検の幅が広がります。

2 73歳，男性，転移性肺癌　耳下腺原発上皮筋上皮癌
左上葉　長径13mm

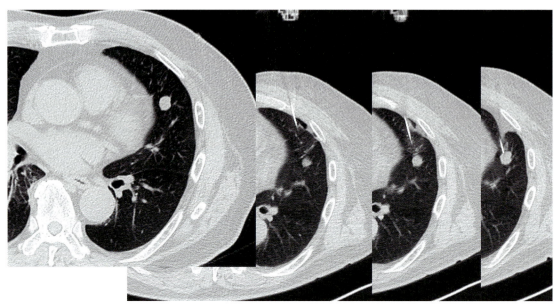

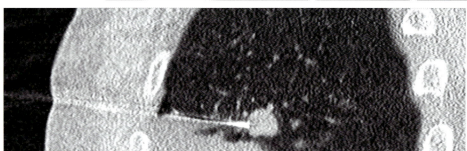

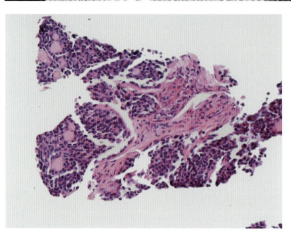

耳鼻科で上皮筋上皮癌の術後でした。転移が疑われての生検依頼でした。結果はやっぱり転移でした。

心臓の近傍で，呼吸性変動の大きな症例でした。

10 mm 以下の症例

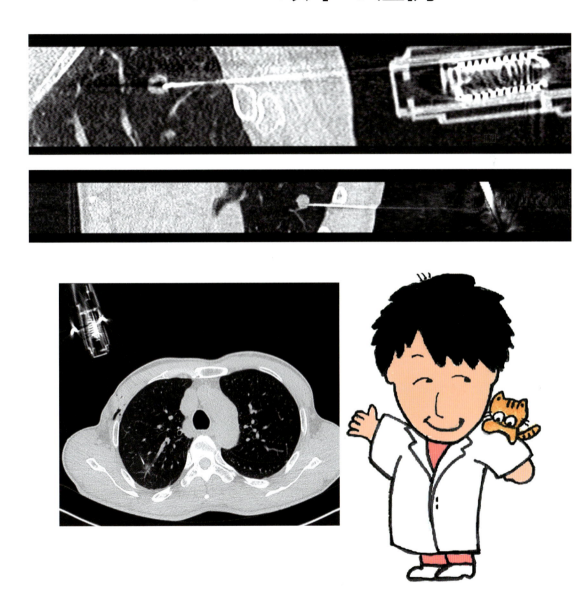

1 56歳，男性，肺腺癌　右上葉　長径10mm

呼吸性変動が大きかったため敢えて距離のある前方からアプローチしています。

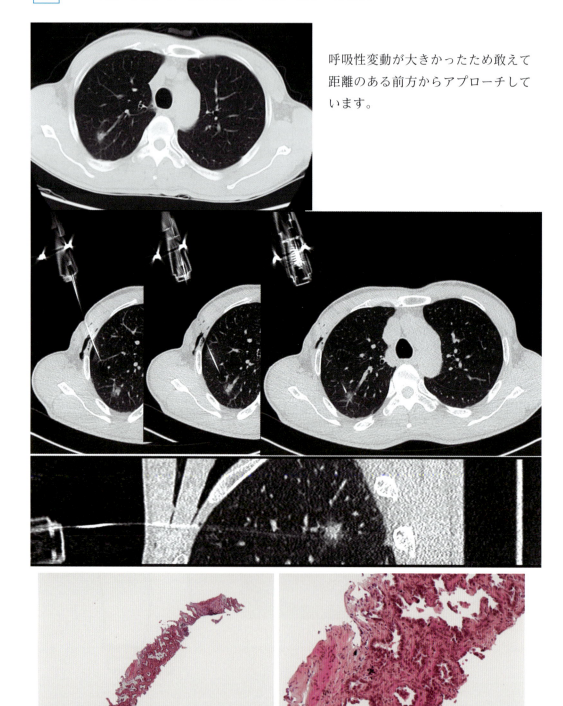

2 69歳, 男性, 肺腺癌　左上葉　長径9mm

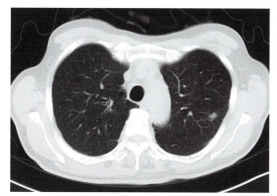

背側からだと肩甲骨が邪魔になるため側方からアプローチしていますが, 肩マクラを入れてやや左を上げて穿刺し易くしています。

また15cmの生検針を使用していますのでガントリーの中で左側の空間を大きく取れるように工夫しています。

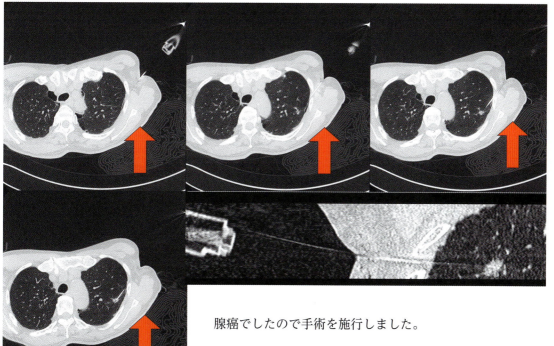

腺癌でしたので手術を施行しました。

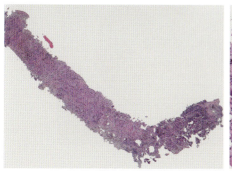
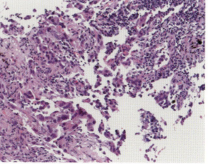

3 52歳，女性，肺腺癌　右下葉　長径7mm

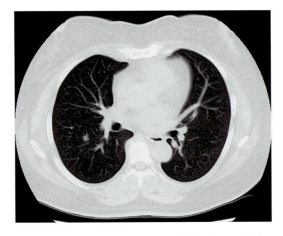

この部位はやや中枢で血管損傷の危険性があります。血管を避けて針をゆっくり進めていきます。生検針の構造上長径7mmが確実に生検できる限界かも知れません。

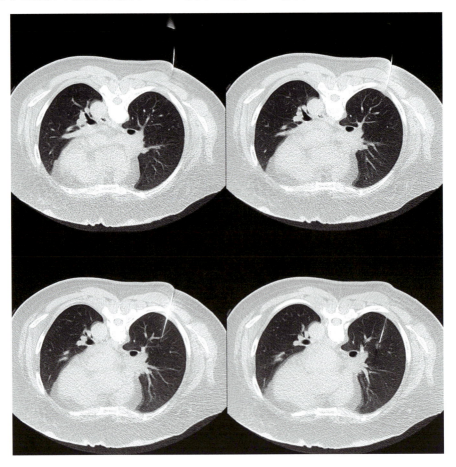

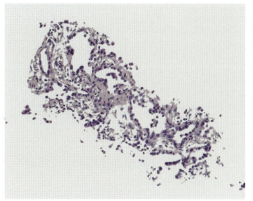

CTガイド下肺生検のHE染色像
Lepidic growth patternを呈する
腺癌でした。

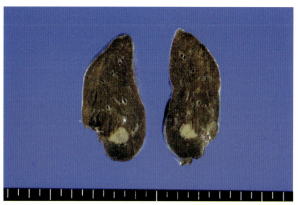

手術標本の肉眼像

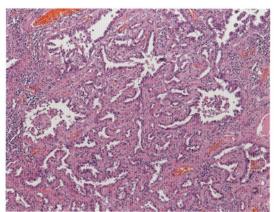

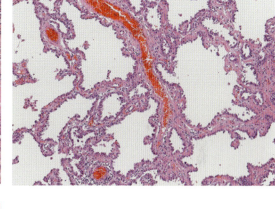

摘出標本のHE染色像
腺房型腺癌で全体径は11 mm,
浸潤径7 mmでした。

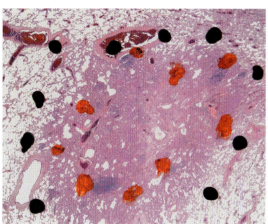

80　実践編

62歳，女性，転移性肺癌　子宮頸癌　左上葉　長径 8mm

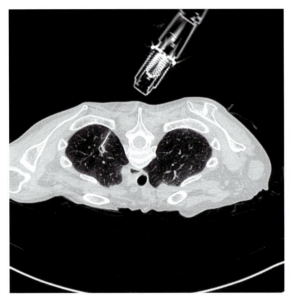

子宮頸癌術後で婦人科で経過観察を受けている途中で肺野陰影の精査を依頼されました。

通常の気管支鏡検査では転移性肺癌は中々診断がつきませんがCTガイド肺生検では簡単に診断がつきます。

お蔭さまで他科からのCTガイド下肺肺生検の依頼が増加しました。

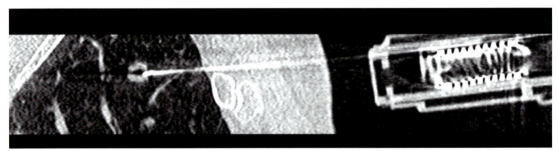

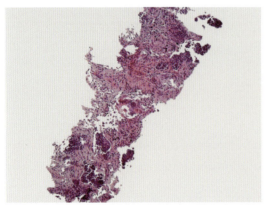
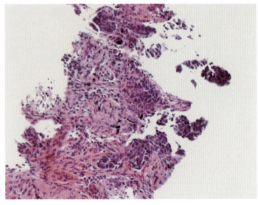

N/C比の増大，核の大小不同を認める細胞が集塊をなして増殖しており，低分化な扁平上皮癌で，子宮頸癌の肺転移と診断しました。

5 76歳，男性，小細胞癌　左上葉　長径 9 mm

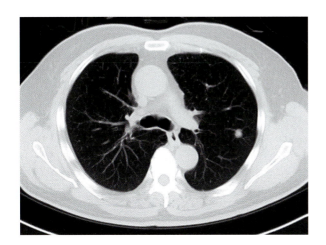

なかなかこんなに小さな小細胞癌はお目にかかりませんが，

CT ガイド下肺生検ではよく末梢発生の小細胞癌が見つかります。

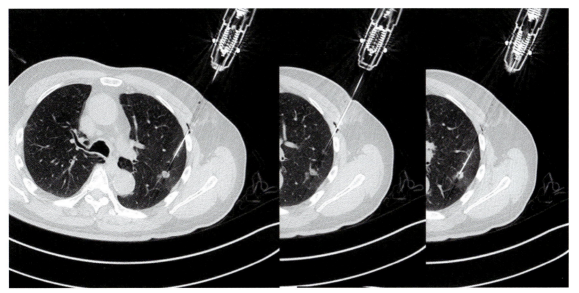

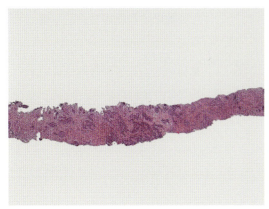

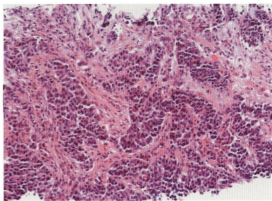

6 62歳，女性，転移性肺癌　肝細胞癌　右下葉　長径8mm

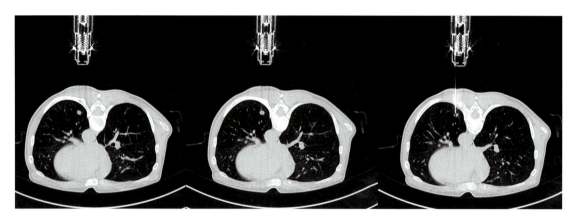

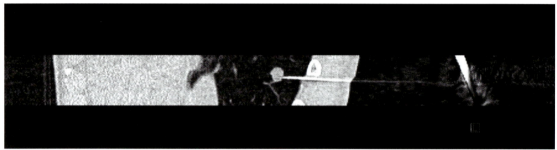

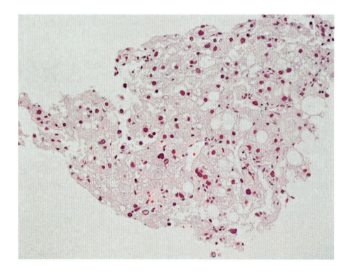

肝細胞癌は完全切除されており原発性肺癌ではないかと精査を依頼されました。

結果は，異型性の強い大型で多角形の細胞が索状配列を示し，間質には血洞を伴っており，肝細胞癌の肺転移と診断しました。

単発でしたので呼吸器外科で手術となりました。

中枢の症例

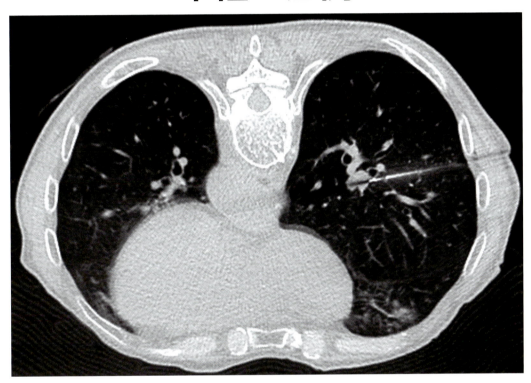
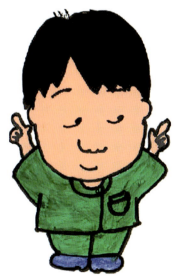

1 64歳，男性，腺癌 長径11mm

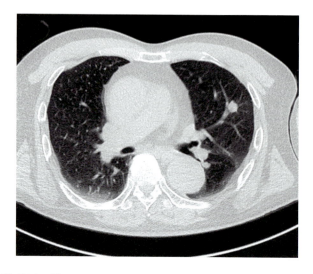

肺動脈と接するように長径約11mmの腫瘍があります。

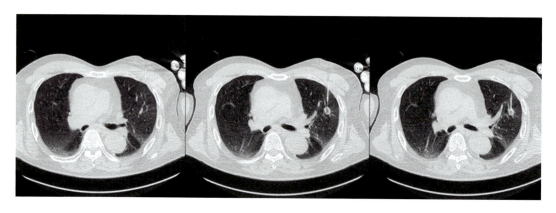

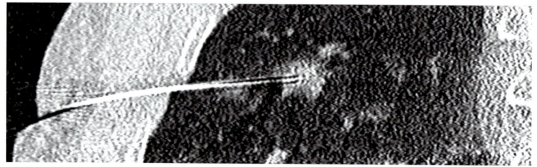

MPR画像を用いて検討したところ，やや尾側から頭側にかけて穿刺することで血管を避けて腫瘍を穿刺することが可能でした。

2 79歳，女性，腺癌　右中葉　長径10mm

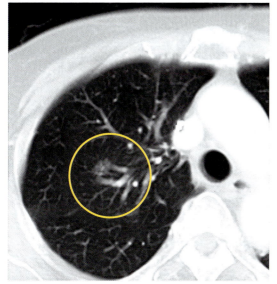

中枢にあっても慎重に血管を避けていけば穿刺可能です。

N/C比が高い異型細胞が腺腔形成を伴って出現しており腺癌と診断しました。

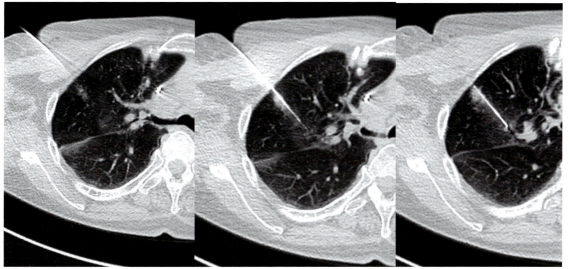

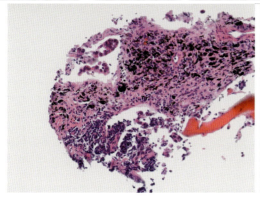
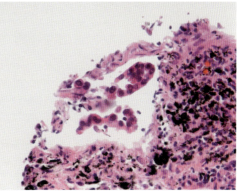

3 70歳，男性，非小細胞肺癌　右下葉　長径14mm

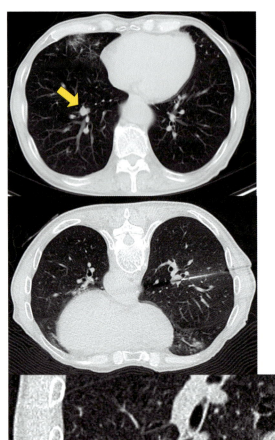

もう一つ中枢の症例
矢状断でみると肺動脈との距離があったのでトライしました。

充実性に増生する異型細胞が認められ，TTF-1，p40とも一部陽性に染色されました。
手術標本では大細胞癌でした。

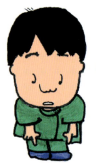

僕が卒後3年目にしました。

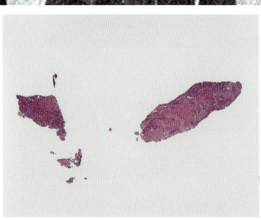
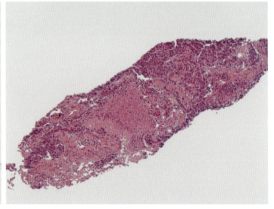

4 76歳，女性，扁平上皮癌　左下葉　長径 15 mm

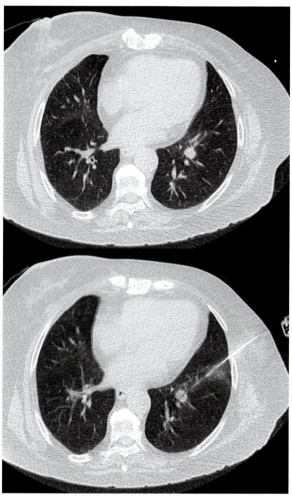

もうひとつ中枢の症例です。

この後手術になりました。

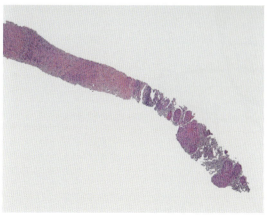
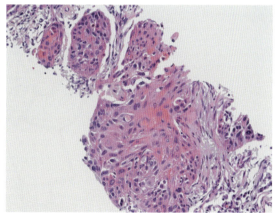

分岐部リンパ節

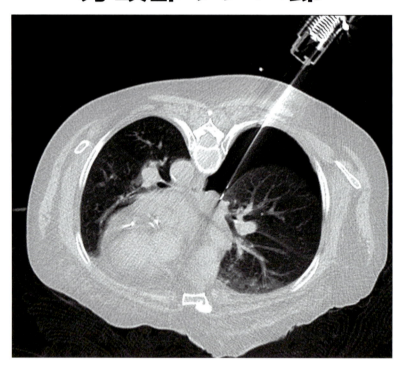

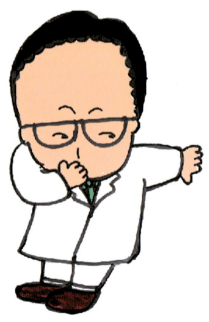

1 59歳，男性，小細胞癌

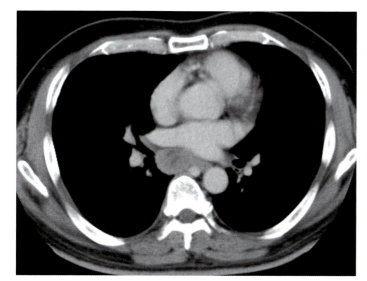

気管分岐部リンパ節生検です。肺胸膜を傷つけずに生検することが可能です。
当院が得意とする方法の一つです（☞ p.49 上級編 2 参照）。
結果は小細胞癌でした。

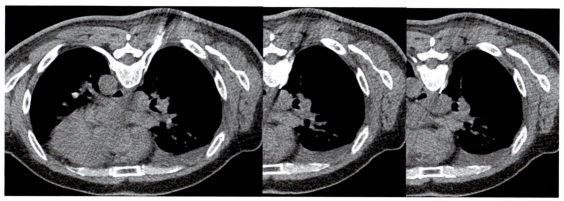

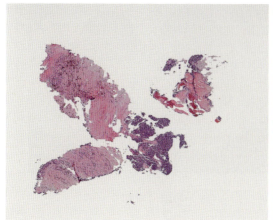
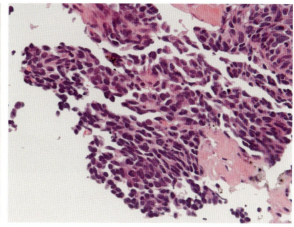

2 68歳，女性，乳癌リンパ節転移（人工気胸下）

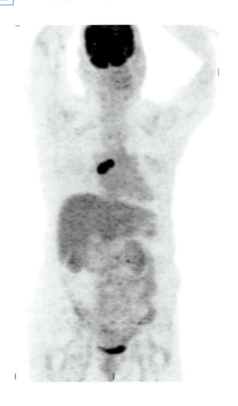
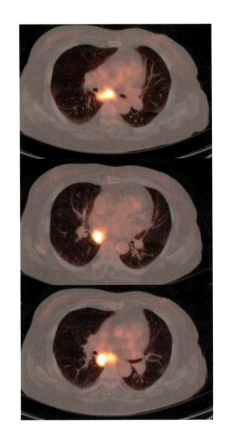

乳癌術後の PET でリンパ節転移を疑われて生検を依頼されました。

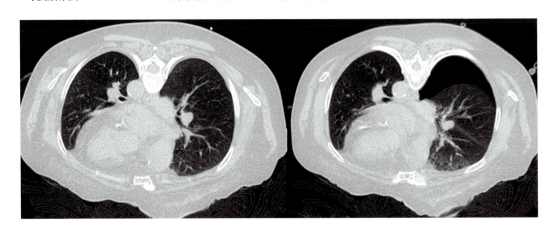

これも得意の人工気胸を起こしました（☞ p.56 上級編 4 参照）。

分岐部リンパ節　**91**

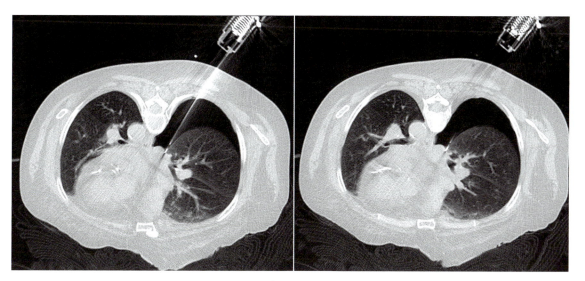

気胸を起こせば生検は本当に楽です。

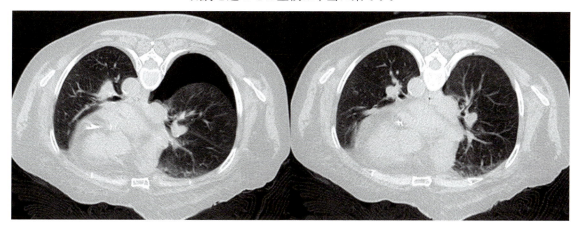

脱気したらほら元通り

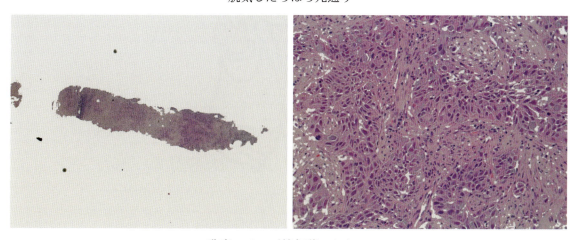

乳癌のリンパ節転移でした。

良性疾患

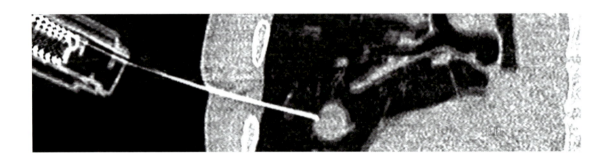

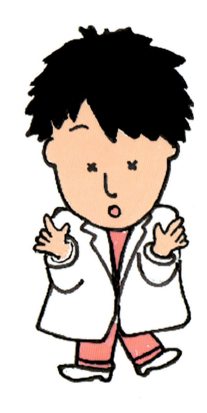

1 70歳，女性，軟骨性過誤腫　左下葉　長径9mm

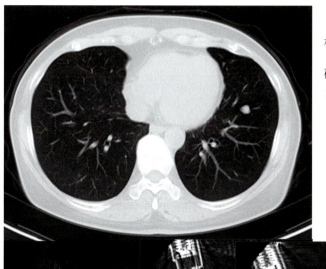

検診発見の左下葉の結節陰影です。

硬くて予想以上に生検時腫瘍が動きました。

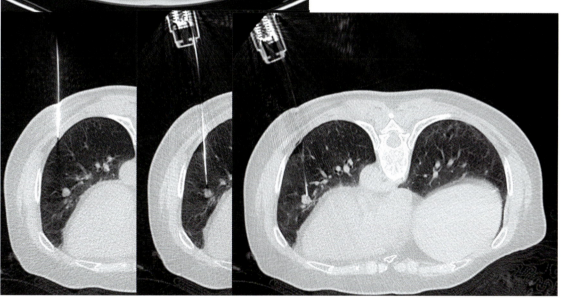

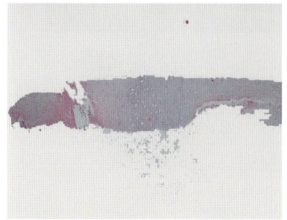

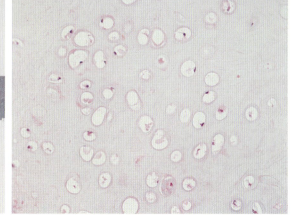

2 49歳，女性，軟骨性過誤腫　左下葉　長径 19 mm

　こちらも検診発見の左下葉の結節陰影です。刺した瞬間に硬い腫瘍であることが解りました。

軟骨は硬い

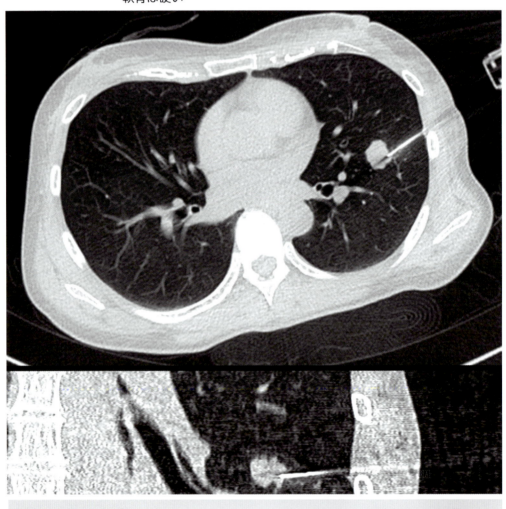

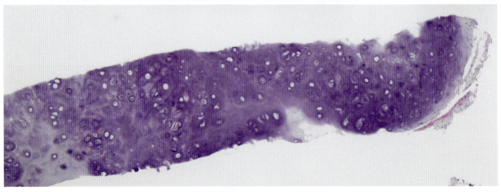

3 72歳，男性，サルコイドーシス　右中葉　長径12mm

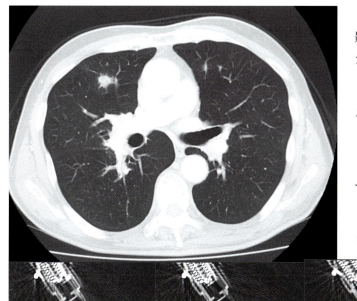

検診発見の右中葉の小結節陰影です。勿論肺癌を疑ってCTガイド下肺生検を施行しました。

生検組織は類上皮肉芽腫でサルコイドーシスと診断しました。

その後施行した
BAL: ではCD4/CD8 = 5.8 でした。

陰影は無治療で自然寛解しました。

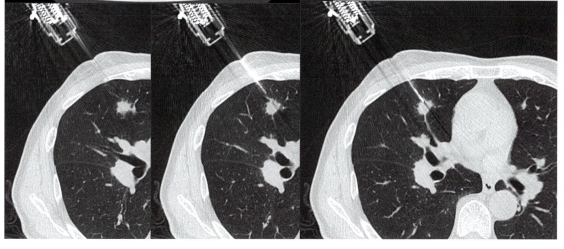

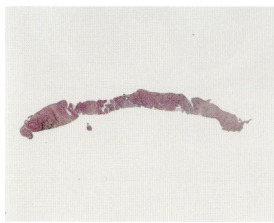

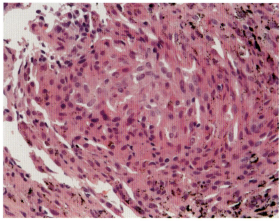

4 64歳，男性，ランゲルハンス細胞組織球症

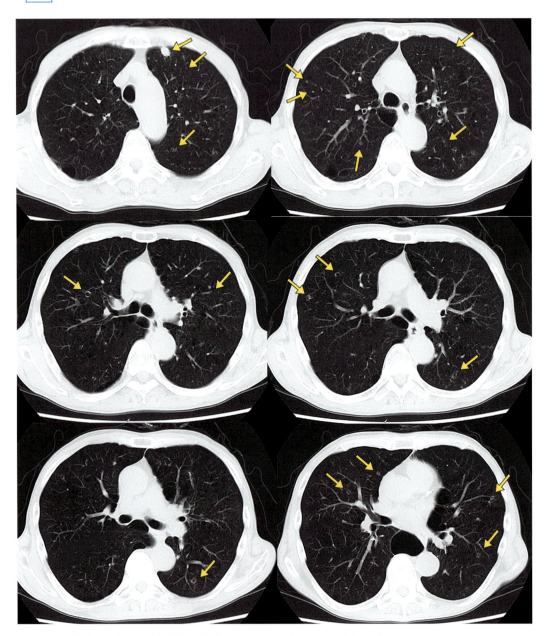

両側肺野には大小の結節影が無数にみられ，空洞性病変も多発しています。転移性肺癌やランゲルハンス細胞組織球症などが疑われました。

本来であればVATS生検の適応かもしれません。

しかし左上葉 S^3 に長径15 mmの小結節を認めたため，そこからCTガイド下肺生検を施行しました。

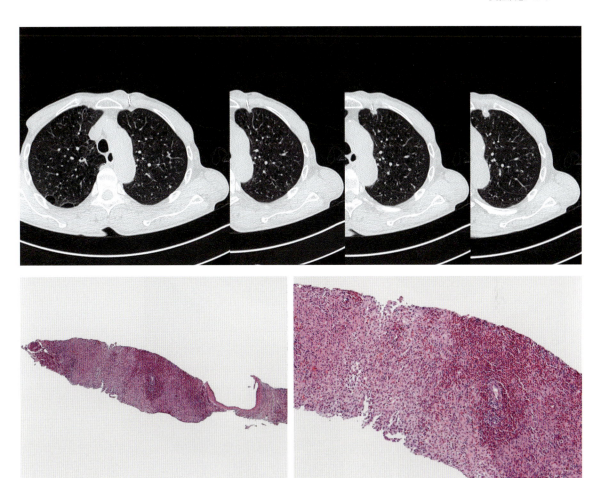

病理組織像は好酸球を主体とする炎症細胞浸潤と組織球様細胞の増殖を認めCD1a陽性からランゲルハンス細胞組織球症と診断しました。禁煙のみで陰影は改善しました。

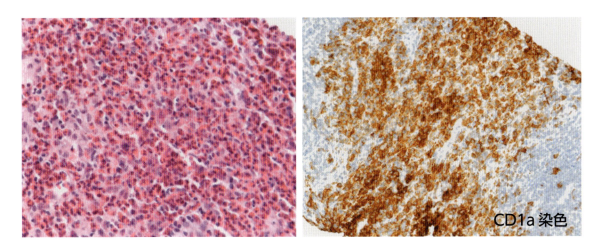

CD1a染色

5 18歳，男性，硬化性血管腫　左上葉　長径15mm

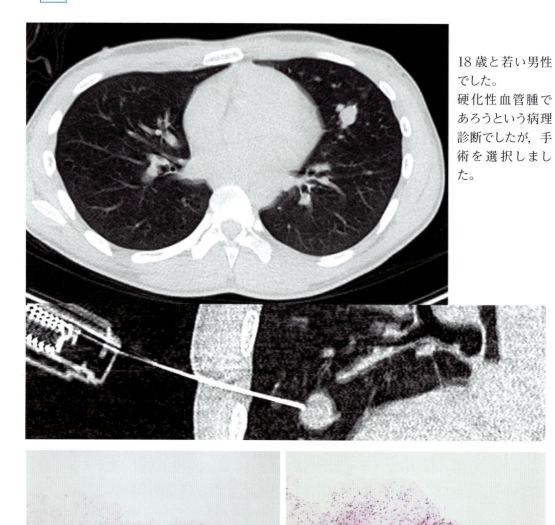

18歳と若い男性でした。
硬化性血管腫であろうという病理診断でしたが，手術を選択しました。

sclerosing pneumocytoma の一部が採取されている可能性を指摘され手術しました。

良性疾患 **99**

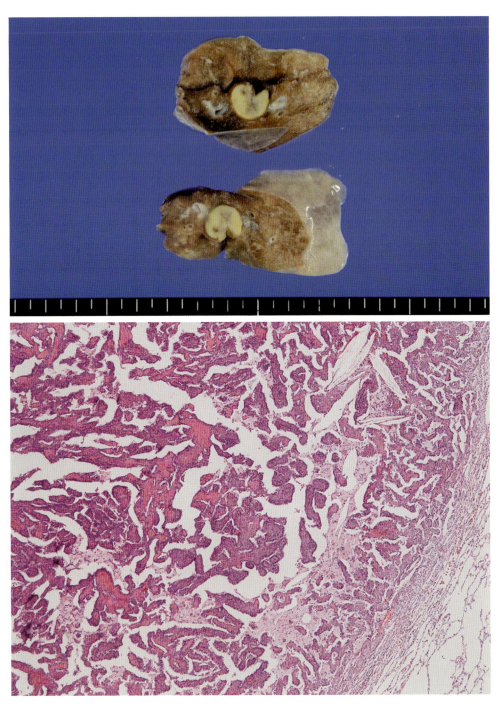

手術したらやっぱり sclerosing pneumocytoma でした。

6 67歳，男性，肺クリプトコックス症　左上葉空洞陰影

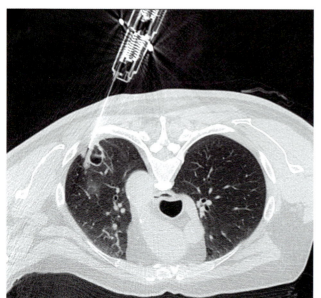

気管支鏡検査では診断ができなかったためCTガイド下肺生検を他院から依頼されました。
診断は肺クリプトコックス症でした。
空洞壁を生検するには少し経験と技術を要します。

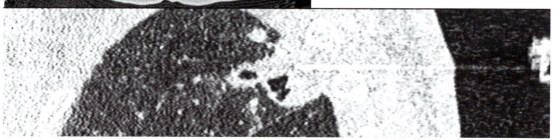

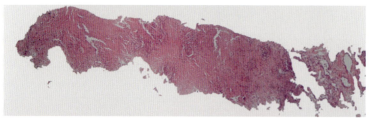

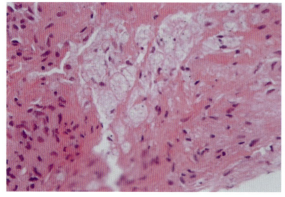
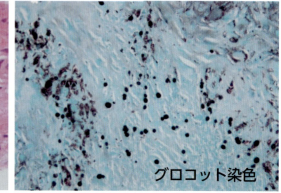

グロコット染色

おまけ

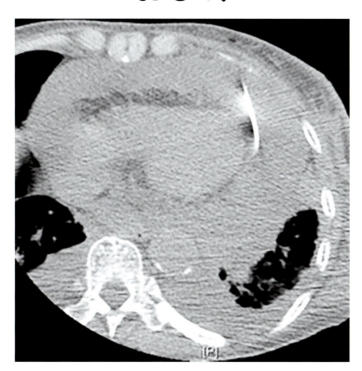

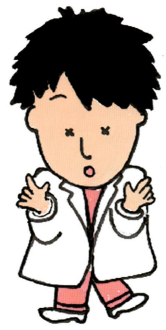

1 63歳，女性，肺腺癌　セカンドバイオプシー

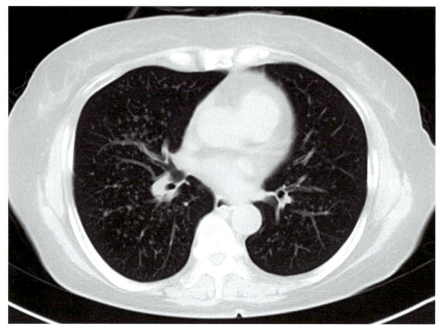

術後にこんな形で再発してくる人いますよね。そんな場合にセカンドバイオプシーが必要になってくることがあると思います。

VATS 生検ですか？

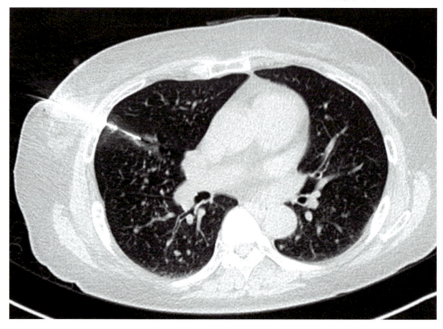

勿論 CT ガイド下肺生検で可能です。少し長めの 20G, 22mm のものを使用して並んだ小結節を計 3 個生検することができました。

HE染色像でも3個の病変が採取されているのが解ります。

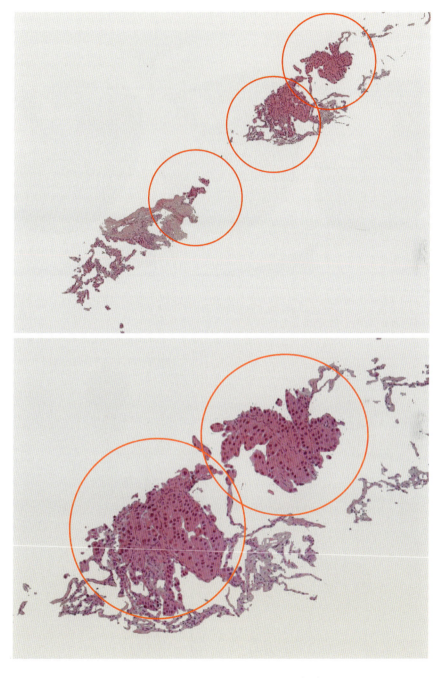

 バイオマーカーはEGFR sensitive mutation L858R（＋）でしたので，EGFR TKIを投与しています。

2 56歳，女性，肺腺癌　セカンドバイオプシー

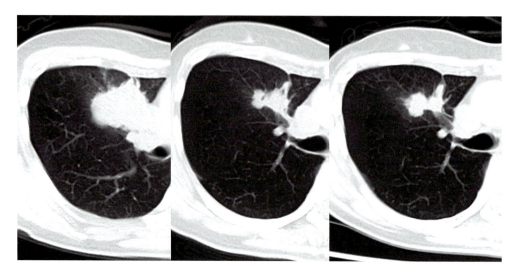

　EGFR TKI 投与で PR が得られていましたが，縦隔側の腫瘍は縮小しているのですが，外側の腫瘍のみが増大してきました。

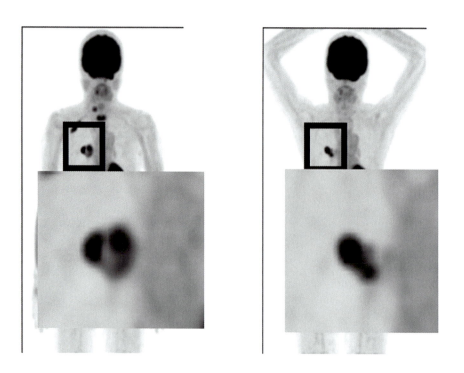

　PET でも外側には FDG の取り込みがみられましたが，内側にはみられませんでした。
　当然気管支鏡検査でセカンドバイオプシーを施行するとなると選択的に外側の腫瘍から生検することは困難です。

こんな時にCTガイド下肺生検であれば，PETでFDGの取り込みがある部位からピンポイントで組織採取が可能です。

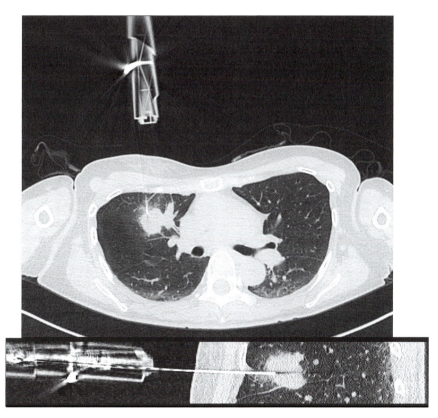

残念ながら
EGFR 19 deletion（＋）
T790M（－）
でしたので，TKIを中止し2nd lineに移行しました。

このようにCTガイド下肺生検では欲しい部位の組織を選択して採取することが可能です。

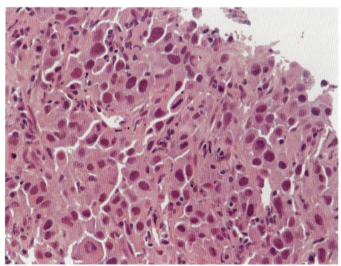

3 39歳，男性，心膜中皮腫

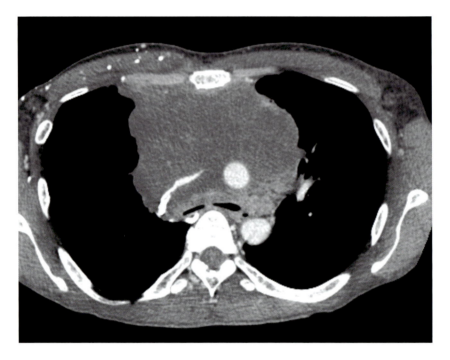

縦隔腫瘍によって著明な呼吸困難をきたした方です。経気道的にはとても組織を採取できる状態ではありませんでした。

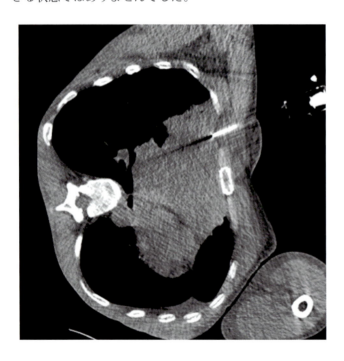

もうこれはCTガイド下肺生検しかありません。しかも側臥位で，所要時間は10分でした。

おまけ 107

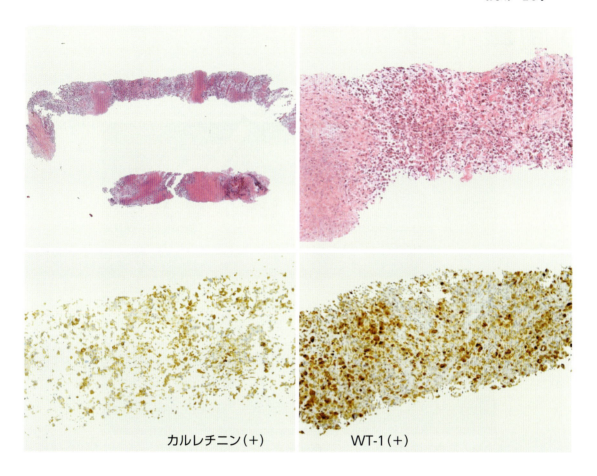

病理組織像：HE 染色像では未分化な中型から大型の細胞が浸潤増生しており，免疫染色の結果，cytokeratin（+），EMA（+），CD5（−），napsinA（−），desmin（−），TTF-1（−），calretinin（+），WT-1（+），D2-40（−）でした。

腫瘍は心膜を巻き込み心嚢内にも伸展していたことから悪性縦隔（心膜）中皮腫と診断しました。

緊急 CT ガイド下肺生検なんて滅多にあるものではありませんが，少しだけなら側臥位で頑張れるということでしたのでトライしました。

4 心嚢ドレナージ

　本当におまけですが，CT ガイド下肺生検に精通すると心嚢ドレナージなんて簡単に施行できます．

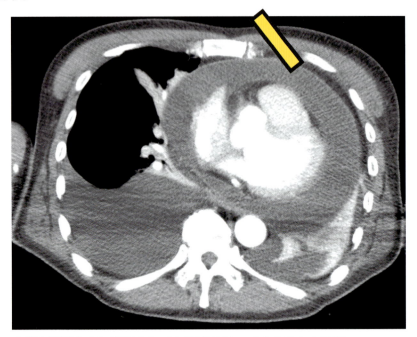

心臓と接戦方向に穿刺をして心嚢液が帰ってくることを確認

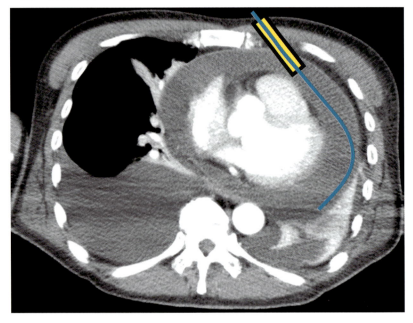

ガイドワイヤーを心嚢に留置すれば後は簡単

被ばくの話

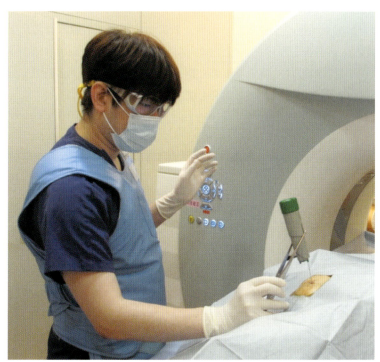

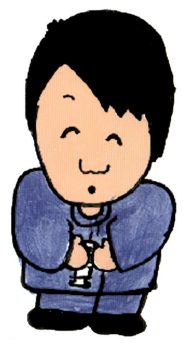

1）職業被ばくにおける実効線量および等価線量限度

　CTガイド下肺生検における穿刺針の位置はアキシャル/ヘリカルスキャン[1,2]およびCT透視[3]にて確認されますが，いずれの方法においても術者がCT検査室内で手技を行うため，術者の被ばく管理が重要です[4]。国際放射線防護委員会では実効線量限度や皮膚および水晶体等価線量限度[5]を勧告しており，表に示す電離放射線障害防止規則で定められた線量限度を遵守することに加えて，as low as reasonably achievable（ALARA）の原則[6]に従って術者の被ばく線量を可能な限り低く抑えることが必要です。次に，当院で行っている被ばく低減方法について紹介します。

表　職業被ばくにおける実効線量および等価線量限度

実行線量限度	20 mSv／5年
	50 mSv／5年
水晶体等価線量限定	150 mSv／年
皮膚等価線量限度	500 mSv／年

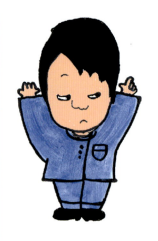

2）防護具を用いた術者被ばくの低減

　当院では0.25mm鉛当量の防護エプロンおよび0.75mm鉛当量の防護ゴーグルを着用してCTガイド下肺生検を実施しています。防護エプロンは散乱線を約90％[7]，防護ゴーグルは散乱線を約80％[8]低減可能であるとされています。防護グローブについては手技精度の低下や線量低減率が高くない[9]ことから当院では採用していませんが，鑷子を用いて穿刺針の保持を行うことでX線束から手までの距離をできるだけ離し，手指の被ばく線量低減に努めています[10]。また，ガントリの側方は散乱線量が少ないため[11]，術者以外の介助者などは撮影時に移動することによって被ばく低減が可能です。

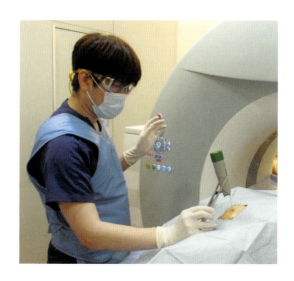

3) 撮影パラメータによる術者被ばくの低減

　CTガイド下肺生検は肺をターゲットにするため，画像ノイズの影響が小さく，低線量での撮影が可能です[12]。当院では通常の胸部CT撮影の半分の線量でCTガイド下肺生検を行っています。また，CT装置の出力を同一に設定したまま管電圧を120kVpから80kVpに低下させた場合，術者に影響する散乱線量が低減され[13]，X線照射時間を少なくすることで更に被ばく線量を低減することが可能です[14,15]。このように術者被ばくを低減するためには，目的に応じてCTの撮影パラメータを最適化することが重要です。

4) 診療放射線技師に求められること

　当院ではヘリカルスキャンを用いてCTガイド下肺生検を行っており，撮影条件と撮影範囲の最適化が求められます。また，穿刺針が病巣に命中しているかの確認は，multiplanar reconstruction（MPR）画像を用いて行うため，MPR画像作成時は，穿刺針の先端と病巣との位置関係が明確となる角度設定が求められます。

　CTガイド下肺生検では医療被ばくは避けられないため，術者である医師と撮影を行う診療放射線技師が被ばくに対しての意識を共有し，被ばくの最適化を図ることが重要です。

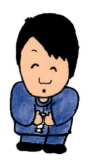

参考文献

1) Haaga JR, Alfidi RJ: Precise biopsy localization by computer tomography. Radiology 1976;118(3):603-7.
2) Paulson EK, Sheafor DH, Enterline DS, et al: CT fluoroscopy--guided interventional procedures: techniques and radiation dose to radiologists. Radiology 2001;220(1):161-7.
3) Daly B, Templeton PA: Real-time CT fluoroscopy: evolution of an interventional tool. Radiology 1999;211(2):309-15.
4) Silverman SG, Tuncali K, Adams DF, et al: CT fluoroscopy-guided abdominal interventions: techniques, results, and radiation exposure. Radiology 1999;212(3):673-81.
5) ICRP, 1991. 1990 Recommendations of the International Commission on Radiological Protection. ICRP Publication 60. Ann. ICRP 21 (1-3).
6) ICRP, 1973. Implications of Commission Recommendations that Doses be Kept as Low as Readily Achievable. ICRP Publication 22. Pergamon Press, Oxford.
7) J.T. Bushberg, J.A. Seibert, E.M.J. Leidholdt, et al: The essential physics of medical imaging. Williams and Wilkins, Baltimore, 1994.
8) McVeys, Sandisons, Satton DG: An assessment of lead eyewear in interventional radiology. J Radiol Prot 2013;33(3):647-59.
9) Nickoloff EL, Khandji A, Dutta A: Radiation doses during CT fluoroscopy. Health Phys 2000;79(6):675-81.
10) Kato R, Katada K, Anno H, et al: Radiation dosimetry at CT fluoroscopy: physician's hand dose and development of needle holders. Radiology 1996;201(2):576-8.
11) Lin P.J, Beck T.J, Caridad B, et al: AAPM Report No. 39-Specification and acceptance testing of computed tomography scanners. 1993.
12) Macri F, Greffier J, Pereira FR, et al: Ultra-low-dose chest CT with iterative reconstruction does not alter anatomical image quality. Diagn Interv Imaging 2016;97(11):1131-1140.
13) Nawfel RD, Judy PF, Silverman SG: Patient and personnel exposure during CT fluoroscopy-guided interventional procedures. Radiology 2000;216(1):180-4.
14) Sarti M, Brehmer WP, Gay SB: Low-dose techniques in CT-guided interventions. Radiographics 2012;32(4):1109-19.
15) Carlson SK, Bender CE, Classic KL, et al: Benefits and safety of CT fluoroscopy in interventional radiologic procedures. Radiology 2001;219(2):515-20.

著者略歴

塩田哲広

滋賀県立総合病院　呼吸器内科科長(主任部長)

1985年滋賀医科大学卒業。滋賀医大第二外科に入局。岡田慶夫教授(当時)(後に滋賀医大学長)・加藤弘文講師(当時)(後に准教授)の指導をうける。京都桂病院呼吸器センター時代に池田貞雄呼吸器センター長(後に京都桂病院院長)の薫陶をうけた後，滋賀医大を離れて藤村昌樹滋賀医大第二外科講師(当時)(後に滋賀医科大学第二外科准教授，現第一東和会病院名誉院長)と親交が深い遵見公雄院長(当時)(現赤穂市民病院名誉院長，全国公私病院連盟会長)率いる赤穂市民病院に赴任。人見滋樹京大呼吸器外科教授(当時)，三嶋理晃京大呼吸器内科教授(当時)の指導をうける。公立八鹿病院を経て，2015年4月から現職。呼吸器外科で培ってきたスキルを活かして赤穂市民病院時代に始めたCTガイド下肺生検は現在までに1,500例を超える。

趣味はゴルフ，テニスと元気な60歳。

職　歴

1985年 4月　滋賀医科大学　第二外科
1986年 9月　京都桂病院　呼吸器センター
1990年 9月　洛和会音羽病院　呼吸器科
1993年 6月　赤穂市民病院　呼吸器科
2010年10月　公立八鹿病院　呼吸器科
2015年 4月　滋賀県立成人病センター(2018年滋賀県立総合病院に改称)　呼吸器内科

教育歴

2001年4月〜2011年3月　関西福祉大学社会福祉学科非常勤講師
2011年4月〜2015年3月　日高高校非常勤講師
2013年4月〜2015年3月　八鹿看護学校非常勤講師
2013年4月〜2015年3月　兵庫医科大学教育臨床教授

学会活動

日本呼吸器外科学会　指導医　評議員
日本呼吸器内視鏡学会　専門医，指導医，評議員
日本呼吸器学会　専門医　指導医
日本臨床細胞学会　専門医
日本外科学会　認定医，指導医
日本内科学会　認定医
日本胸部外科学会　認定医
日本癌治療認定医機構　癌治療認定医
米国胸部疾患学会(ACCP)　fellow
インフェクションコントロールドクター
日本医師会　認定産業医

著書　呼吸器症候群(下巻)　日本臨床
　　　呼吸器腫瘍学ハンドブック　医事出版社
　　　びまん性肺疾患の臨床　金芳堂
　　　実地医科のための感染症治療症例集　医療ジャーナル
　　　看護カルテ用語集　金芳堂

あなただけに教えます CT ガイド下肺生検のコツ

2019 年 12 月 5 日　第 1 版第 1 刷 ©

監　　修	塩田哲広　SHIOTA, Tetuhiro
発 行 者	宇山閑文
発 行 所	株式会社金芳堂
	〒606-8425 京都市左京区鹿ヶ谷西寺ノ前町 34 番地
	振替　01030-1-15605
	電話　075-751-1111（代）
	https://www.kinpodo-pub.co.jp/
組　　版	HATA
印刷・製本	シナノ書籍印刷株式会社

落丁・乱丁本は直接小社へお送りください．お取替え致します．

Printed in Japan
ISBN978-4-7653-1801-3

JCOPY ＜（社）出版者著作権管理機構　委託出版物＞

本書の無断複写は著作権法上での例外を除き禁じられています．複写される場合は，そのつど事前に，（社）出版者著作権管理機構（電話 03-5244-5088，FAX 03-5244-5089，e-mail : info@jcopy.or.jp）の許諾を得てください．

●本書のコピー，スキャン，デジタル化等の無断複製は著作権法上での例外を除き禁じられています．本書を代行業者等の第三者に依頼してスキャンやデジタル化することは，たとえ個人や家庭内の利用でも著作権法違反です．